飲食

Lies of Eating

食

從採購到烹調
全部一手包辦，
健康飲食不求人！

方儀薇——著

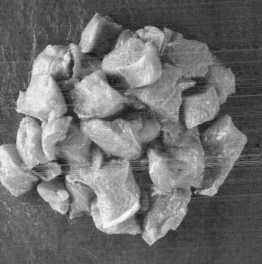

騙局

瘦肉精、病死豬
灌水牛、地溝油，
好好吃飯
怎麼這麼難？

目錄

飲食與養生：延年益壽的進食原則

飲食與疾病：對抗疾病的膳食調理

飲食與營養：
均衡營養的食物搭配

★ 一分鐘營養提要：

- 身體需要均衡的營養，因此選擇食物，首先要保證平衡身體的營養需求。

- 即使某種食物營養價值非常高，也要與其他食物搭配食用。

- 粗糧與細糧、蔬菜與水果、葷食與素食、酸性食物與鹼性食物等食物搭配，是保持我們吃對食物的基本原則。

粗糧與細糧的搭配

我們平時習慣把稻米、白麵等稱為「細糧」，而把玉米麵、小米、高粱米等稱為「粗糧」或「雜糧」。並且，多數人還認為吃細糧比吃粗糧、雜糧好。

真是這樣嗎？

其實，從營養學的觀點來看，粗糧和細糧各有特色。粗糧能供給人體較多的熱量，而且蛋白質，食物纖維，鈣、鐵等礦物質，維他命B1、維他命B2含量也較多，因此應該說粗糧具有較高的營養價值。但也不能因此就只吃粗糧，拒絕細糧，因為粗糧和細糧在營養上各具特色，口感上各有千秋，因此平時吃糧時，應避免品種單一，混合食用或輪流食用最好。這樣才能使粗、細糧中的營養成分互相取長補短，滿足機體的需求。

下面我們就分別看看粗糧和細糧的營養價值：

粗糧的營養價值

粗糧指玉米、小米、黑米、蕎麥、燕麥、芝麻等，其中前三種是我們常吃的。

(1) 由於加工簡單，粗糧中保存了許多細糧中沒有的營養成分，比如食物纖維素、維他命B群及多種礦物質等。

(2) 很多粗糧還具有藥用價值。美國科學家發現，燕麥麩能夠降低血脂、血糖，可有效預防糖尿病。

(3) 國外某醫科大學一項調查表明，蕎麥對糖尿病也大有益處，而玉米則可加速腸蠕動，有利於腸道排毒，從而減少患大腸癌的機會。

(4) 粗糧中的食物纖維可以防治老年便祕。

(5) 某些粗糧還是健腦食品，如黑米可養精提神，黑芝麻可預防
衰老等。

細糧的營養價值

在五穀裡面，小麥、稻米等因口感好而被稱為細糧。

(1) 細糧不僅口感好，而且相比於粗糧它更容易被身體消化
和吸收。

(2) 細糧中含有較多的胺基酸，比如在稻米中，不僅含有豐富的
人體所需的多種胺基酸，而且蛋白質含量也高於粗糧。

(3) 小麥中的蛋白質含量也要高於粗糧，可以有效地補充人體對
蛋白質的需求。

粗中有細的三大原則

原則一：粗細搭配

食物要多樣化，「粗細糧可互補」。單純粗糧或單純細糧營養成
分都不全面，要粗糧、細糧搭配，進行互補，一個星期吃 2 ～ 3 次粗
糧，定期吃點小米麵、地瓜等。中年人尤其是有「三高」、便祕等症狀
者，或長期坐辦公室者，接觸電腦較多的族群，應酬較多的族群等，
都要多吃些粗糧。

原則二：粗糧與副食搭配

粗糧內的離胺酸含量較少，單獨吃可能會造成身體離胺酸缺乏，
因此可以與牛奶等副食搭配，以補其不足。

原則三：粗糧細吃

粗糧普遍存在感官性不好及吸收差等劣勢，因此可透過把粗糧熬

粥，或與細糧混起來吃來解決這個問題。

　　一般來說，胃腸功能較差的老年人及消化功能不健全的兒童，最好少吃粗糧。即使吃，也要做到粗糧細吃；患有胃腸潰瘍及急性胃腸炎的朋友，食物大多要求細軟，所以要盡量避免吃粗糧；而患有慢性胰腺炎、慢性胃腸炎的病人也要少吃粗糧，以免造成消化不良；運動員、體力勞動者由於要求盡快提供能量，也要盡量少吃粗糧。

粗細糧煮食 DIY

黑白二米粥

　　黑米較硬，並且粗糙，因此用來煮飯並不太適合，但若熬粥或煮糖水，吃起來口感就好多了。比如與東北米按 1：10 的比例一起煲粥或煮糖水；或將黑米和雞、魚等放在一起煲湯，口味更新奇。但要注意：黑米只宜淘洗一次，不然會使黑色素流失，喪失營養。

高粱稻米飯

　　把高粱米與東北米按 1：10 的比例一起煲粥或煮飯，口感獨特，而且便於消化。

糙米飯

　　要想把糙米飯煮得可口，最好先將糙米浸泡兩小時。一般來說，糙米除需較長時間用水浸泡外，煮法與一般白米基本沒有差別。

大小二米粥

　　按傳統煲粥方法，取適量小米與稻米一起煲粥，煲 30 分鐘左右，即成一鍋香噴噴的二米粥，口感不錯哦！

★ 溫馨提示

吃多少粗糧有益健康

> 粗糧中含有大量的纖維素，可以刺激大腸，促進腸蠕動，對預防腸癌及心腦血管疾病都有好處。不過，長期大量進食粗糧這類高纖維食物，會影響人體對食物中的蛋白質、無機鹽和某些微量元素的吸收，使蛋白質補充受阻，脂肪攝取量不足，微量元素缺乏，因而容易造成對骨骼、心臟、血液等臟器功能的損害，降低人體的免疫能力。營養學家建議，一個健康的成年人，每天粗糧的食用量應在 10 ～ 30 克之間。

蔬菜與水果的搭配

　　蔬菜和水果都是我們常見常吃的食品，它們的共同特點是都含有大量水分和豐富的酶類，而且蛋白質和脂肪含量很低。此外還含有一定量的碳水化合物、某些維他命（如維他命 C、胡蘿蔔素等）、無機鹽（Ca、K、Na、Mg）和膳食纖維等等。

　　不僅如此，蔬菜和水果中還常含有各種有機酸、芳香物質、色素等成分。這些物質雖然不是營養素，但卻可賦予蔬菜水果以良好的感官性狀，食後對增進食慾、促進消化、維持腸道正常功能等，都具有重要意義。

　　那麼，蔬菜和水果具體有哪些營養價值呢？我們一起來分析一下。

蔬菜的營養價值

蔬菜中主要含豐富的維他命、醣類、膳食纖維等，其中植物激素在幼嫩芽的蔬菜中含量最為豐富。而且蔬菜不含脂肪，有少量的蛋白質。我們人體所需的維他命 A 和維他命 C 等，絕大部分都是由蔬菜提供的。

此外，蔬菜中還含有維他命 B 群，一些綠色、黃色蔬菜中還含有豐富的胡蘿蔔素，尤其是深綠色的蔬菜中含量最為豐富。

蔬菜根據品種和部位的不同，所含的營養成分也有所不同：

（1）葉菜類。如大白菜、小白菜、菠菜等，主要含維他命 C、維他命 B2、胡蘿蔔素以及鐵、鎂等微量元素等。

（2）瓜茄類。如冬瓜、茄子、番茄等，主要含豐富的維他命 C、胡蘿蔔素等。

（3）根莖類。如蘿蔔、大蒜、蓮藕、馬鈴薯等，主要含澱粉較多，而且還含碘、銅、錳、鈣等多種微量元素。

（4）野菜類。野菜中一般都含有豐富的胡蘿蔔素、核黃素、葉酸等維他命，其含量甚至要超過栽培的蔬菜。

水果的營養價值

水果大多都含有維他命、醣類及各種微量元素，尤其是維他命 C 和維他命 B 含量豐富，此外還含有色素及多種有機酸，對人體健康大有裨益。

（1）水果中因含有芳香物質，因此具有特殊的香味，食後能刺激食慾，有助於食物的消化。

（2）水果中的色素不僅使其呈現鮮豔的顏色，還對人體健康有

益。如茄紅素、葉綠素、類胡蘿蔔素、花青素等，具有抗氧化及防病、治病多種功效。但這些色素很不穩定，對光、熱、酸鹼都很敏感，稍一變化就會失去鮮豔的色澤。

(3) 水果中主要的有機酸包括蘋果酸、檸檬酸和酒石酸等。這些有機酸一方面能使其具有一定的酸味，可刺激消化液分泌，有助於食物的消化；另一方面，它們還可使食物保持一定的酸度，對維他命 C 的穩定有保護作用。

水果蔬菜的互補原則

原則一：不可互相代替

總體來說，水果和蔬菜中都含有豐富的維他命，尤其是維他命 C 和胡蘿蔔素，並且還含有豐富的鈣、鉀、鎂、銅、鈉等礦物質和微量元素。但人們對水果和蔬菜是各有偏愛，有的家庭注重吃水果，有的則偏重蔬菜，以為可以互相代替。實際這是不對的。

蔬菜和水果是不能互相替代的，因為它們的營養成分和含量各具特點，因此其特殊的生理作用和功能也不盡相同。

原則二：經常變換品種

每種蔬菜和水果中所含的營養物質都各有偏重，比如綠色蔬菜中含葉綠素多，而馬鈴薯中則含澱粉多；紅色的水果含茄紅素多，而黃色的水果含維他命 C 最為豐富，因此在選擇吃蔬菜和水果時，一定要盡量變換品種，搭配食用，並適當配合脂肪、蛋白質等一同進食，這樣才能補充身體所需的營養物質。

原則三：與主食搭配食用

儘管蔬菜和水果的營養比較豐富，但卻不能因此就將其作為每

天的主食食用，否則會導致身體貧血或出現營養不足，造成免疫力低下，影響身體健康。因此營養專家建議：主食的攝取還是必需的，蛋白質含量高的魚、肉及蛋類等也要適當補充，蔬菜的攝取量應多於水果。這些食物相互搭配，才能帶給我們充足、全面的營養，保證身體健康。

蔬果搭配 DIY

橘香甜汁

取橘子 3 顆，紅蘿蔔 1 根，然後將橘子去皮，剝成小塊；將紅蘿蔔洗淨，去頭尾，縱切成長條，一同放入榨汁機中榨成純汁，攪拌均勻後即可飲用，具有除斑去皺的作用。

甜瓜芹菜汁

將西洋芹 100 克洗淨切段，香瓜 200 克洗淨切片，番茄 50 克洗淨切片，按順序加入榨汁機內榨汁，然後再加入蜂蜜調味即可飲用。此汁含維他命 A、維他命 B 群、維他命 C 及鐵、鈣、消化性酵素等，可以預防血管硬化、除煩安神、強精健胃。

茴香小黃瓜汁

取 1 顆茴香，1/2 根小黃瓜，2 根紅蘿蔔，然後用清水將其洗淨，榨汁，攪拌後並立即飲用。這是一種淺色的具有提神作用的蔬菜汁，喝起來就像法國的佩諾茴香酒！如果你覺得不夠甜，還可以加入更多的紅蘿蔔。如果你希望減肥，同時提高免疫力，這是一道最理想的蔬菜汁了。

紅蘿蔔沙拉

取紅蘿蔔 1 根，葡萄乾適量，優酪乳 100 克，然後先將紅蘿蔔

煮熟,切成小塊,再將葡萄乾切成小塊,與紅蘿蔔一起拌上優酪乳食用,味道不錯哦!

★ 溫馨提示

水果營養低於蔬菜

從整體上講,水果的營養低於蔬菜。儘管水果和蔬菜中都含有維他命 C 和礦物質,但在含量上是有一定差別的。水果中只有鮮棗、山楂和柑橘、奇異果等含維他命 C 較多,其他水果中的維他命 C 和礦物質都比不上蔬菜。並且蔬菜中不僅膳食纖維的含量遠遠高於水果,而且它所含的是不可溶性纖維,能夠促進腸道蠕動、清除腸道內積蓄的有毒物質,但水果就無法達到這個功效。因為水果中所含的主要是可溶性纖維——果膠,它不易被消化和吸收,而且還會讓胃的排空速度減慢。

牛奶、蛋類與豆類搭配

牛奶、蛋類及豆類等,是我們人體蛋白質的主要來源,是我們保持健康不可或缺的營養物質。其中牛奶和蛋類屬於葷食,豆類屬於素食。

乳製品的種類很多,有全脂奶、脫脂奶、優酪乳等,而且營養相當豐富,日本國民強身健體的口號是:「一杯牛奶,強壯一個民族。」可見牛奶的作用不可小視。蛋類主要包括蛋、鴨蛋、鵝蛋、鵪鶉蛋等;而豆類主要包括大豆、紅豆、豌豆、蠶豆、綠豆、四季豆等。

牛奶的營養價值

牛奶中的營養十分豐富，含有水分、蛋白質、脂肪、醣類、鈣、鐵、鎂、鉀、鈉及多種維他命等，而且牛奶中的蛋白質含量還高於人奶，並含有人體所需的 8 種胺基酸。

(1) 牛奶中的蛋白質屬優質蛋白，不僅容易被分解吸收，而且非常適合於人體的需求。

(2) 牛奶中脂肪含量也較高，而且因顆粒小，呈高分散膠體狀態，因此便於消化吸收，尤其適合兒童及病後初癒、身體虛弱的人飲用。

(3) 牛奶中含有豐富的無機鹽，尤其是鈣，含量高達每 100 克 115 ～ 120 毫克，甚至可以滿足人體一天的全部需求，且便於吸收。老年人如果能每天飲用牛奶，可以預防老年骨質疏鬆症。

(4) 牛奶中的碳水化合物是乳糖，它的甜度僅為蔗糖的 1/6，因此具有調節胃酸、促進腸胃蠕動和消化腺分泌的作用。

(5) 牛奶中含有較多的維他命 A、維他命 C 和維他命 B2，只是維他命 D 含量較少，因此如果孩子以牛奶為主食的話，要注意補充維他命 D。

蛋類的營養價值

蛋類中含量最豐富的就是蛋白質，此外還有脂肪、維他命和礦物質等。

(1) 蛋中的蛋白質吸收率很高，是完全蛋白質，含有維持生命和促進人體生長發育所必需的 8 種胺基酸。但這些物質與米麵

中的胺基酸不一樣，因此將蛋與米飯、麵食混著吃，可以使每餐補充的胺基酸更加全面，並提高蛋白質的品質，便於人體吸收利用。

(2) 不管哪類蛋，脂肪都主要集中在蛋黃裡，雞蛋中蛋黃的脂肪含量可達 33.3%，而蛋白中的脂肪含量就比較少。而且蛋黃中還含有很高的膽固醇，適量的膽固醇對製造和維護神經細胞有著很重要的作用。

(3) 蛋類食品中的脂肪主要是由不飽和脂肪酸組成，在常溫下為液體，容易被人體吸收。而且蛋黃中還含有大量的卵磷脂、腦磷脂和神經鞘磷脂，對人腦及神經組織的發育生長都有幫助。因此，蛋黃也是青少年在成長中不可或缺的健腦食品。

(4) 蛋類中的維他命主要也集中在蛋黃裡，如維他命 A、維他命 E 及大部分的維他命 B 群，而且蛋是僅次於魚肝油的維他命 D 的豐富天然來源。

(5) 蛋黃中含有大量的鐵質，而鐵又是參與和製造血紅素的原料，因此貧血的朋友可以將蛋黃作為補血佳品。

(6) 鴨蛋中的維他命 A 和無機鹽含量要高於雞蛋，同樣具有良好的滋補作用；不過皮蛋中因含膽固醇較多，因此不宜多吃；鵪鶉蛋的營養價值可以超過所有的禽蛋，因此又被稱為「動物人參」。

豆類的營養價值

豆類按其營養成分含量可以分兩大類：一類是大豆，包括黃豆、黑豆、青豆等，含有豐富的蛋白質和脂肪；另一類是除大豆以外的其

他豆類，含有豐富的碳水化合物，也含少量的蛋白質和脂肪。

(1) 大豆是植物性食物中唯一能與動物性食品相媲美的高蛋白、高脂肪和高熱量的食物，因此使之在膳食結構中有著相當重要的作用。

(2) 大豆蛋白質中含有豐富的胺基酸，尤其是離胺酸含量最多，其含量比穀物要高 10 倍，因此若能將大豆製品與其他雜糧一起食用，不僅可以彌補蛋白質含量的不足，還可以使混合食物的蛋白質營養價值顯著提高。所以我們說，大豆是穀類食品的最佳互補食品。

(3) 豆類中還含有多種蛋白酶抑制劑、不飽和脂肪酸及酚類化合物等，對致癌過程和亞硝胺形成有抑制作用。

(4) 豆類中的鈣、磷、鐵、鋅等無機鹽及維他命 B 群含量都明顯高於稻米、麵粉和玉米等穀類食品，豌豆中的維他命 B1 含量居各種雜糧之首。儘管豆類中不含維他命 C，但做成豆芽後，如果生產得當，卻也可以產生豐富的維他命 C。所以經常吃豆類食品可以補充人體所需的無機鹽、維他命等，促進新陳代謝，增加食慾。

(5) 豆類還是典型的健腦食品，因為它們富含蛋白質、脂肪、糖質、維他命及麩胺酸等。麩胺酸是大腦賴以活動的主要物質，可以產生興奮或抑制腦神經細胞的重要作用。

牛奶、蛋類和豆類搭配原則

不論是將牛奶、蛋類與豆類搭配，還是與其他食物搭配，都應該做到飲食多樣化。豆類中富含營養素，與營養豐富的奶、蛋搭配食

用，正如「錦上添花」一般。如果能再與蔬菜、水果及穀物類食物搭配，則可以取長補短，從而形成最佳的膳食結構。

奶、蛋、豆搭配 DIY

鮮奶蒸蛋

原料：鮮奶 300 克，蛋 2 顆，砂糖 3 湯匙。

做法：

（1）將鮮奶用水浸暖，加入砂糖拌勻至糖溶。

（2）將蛋打散人碗，拌勻後慢慢加入鮮奶，再輕輕攪勻。

（3）燒開水，將蛋放入，加蓋用猛火蒸 8 分鐘即可取出進食。

蛋奶燉布丁

原料：鮮奶 250 克，白糖 120 克，蛋 130 克

做法：

（1）將牛奶分為兩份，一份與白糖混合，先放在小火上慢慢加熱溶化。

（2）布丁模可用上大下小的瓷杯代替，將杯子洗淨擦乾，塗一層薄油備用。

（3）鍋中加水 15 克，糖 50 克，用小火慢熬至金黃色，然後趁熱倒入布丁模內，墊住布丁模的底層約 2 公分厚。

（4）蛋打入碗內攪均，先加冷牛奶攪拌，再倒入加糖溶化的熱牛奶攪勻，然後用細篩（或乾淨紗布）過濾，即成蛋奶。

（5）將蛋奶漿倒入布丁模內，入籠用微火燉約 20 分鐘，至蛋漿中心熟透即可出籠食用。

★　溫馨提示

豆豉可以預防老年痴呆

豆豉是用黃豆或黑豆為原料，利用毛黴、麴黴等微生物，發酵分解成大豆蛋白，達到一定程度時，再加鹽乾燥，就成了豆豉。美國的一位營養學家最近宣稱：經常吃豆豉可以預防老年性痴呆。因為豆豉中含有大量的能溶解血栓的尿激酶，還含有一些能產生大量維他命 B 群和抗生素的細菌，而導致老年性痴呆症的主因是腦血管血栓的形成。因此這位營養學家提倡美國人在日常生活中要多吃些豆豉，以預防老年痴呆的形成。

葷食與素食搭配

很多人都持有這樣的觀點，認為要想健康長壽，就必須要像和尚一樣，做一個「素食主義者」。實際上，這種觀點並不正確，營養學家研究認為：人體在發育過程中，每天都需要補充大量的優質蛋白和必需的胺基酸。而素食中除豆類含有較豐富的蛋白質外，其他食物中的蛋白質含量都比較少，因而營養價值也較低，不利於被機體消化吸收利用。

所以說，絕對的「素食主義」並不科學，也不能帶來健康長壽，只有在日常飲食中將素食和葷食搭配食用，才能保證身體吸收到全面的營養，從而通往健康長壽的道路。

素食的營養價值

養生學家一貫主張多用清淡素食，少吃肥膩厚味的葷食，這對養

生保健具有不容忽視的重要意義。尤其是老年人，消化吸收功能都在逐漸減弱，更應注意多吃素食。

(1) 素食中含粗纖維較多，它雖不是營養物質，但卻是人體健康所必需的。因為纖維素能促進胃腸蠕動，增強消化和排泄功能，使身體代謝的廢物很快排出體外，減少人體對有毒物質的吸收，降低疾病發生率。而且部分纖維素還能在腸道細菌的分解下合成維他命 B 群，如肌醇、泛酸等，容易被人體吸收利用。

(2) 素食還具有美容功效。比如多吃蔬菜可以增加人體的植物脂肪，保持皮膚光潤。因為蔬菜中的鹼性物質和維他命等，都有調節血液和汗腺代謝的功能，可加強皮膚營養。

(3) 素食還能使人保持頭髮烏亮柔潤。無論夏天或其他季節，多吃素食對身體都大有裨益。

葷食的營養價值

肉、禽、魚、蛋、奶等，均屬於葷食品，從營養的角度來看，它們不僅含有豐富的蛋白質、脂肪、無機鹽、維他命及胺基酸等，而且蛋白質都屬於優質蛋白，是維持人體健康必不可缺的物質。

(1) 肉類中的蛋白質主要存在於肌肉中，骨骼肌中除了水分之外，基本上也都是蛋白質。肉、禽、魚、蛋、奶中，蛋白質的胺基酸組成基本相同，含有人體所需的 8 種胺基酸，而且比例也接近人體需求，可大大促進人腦和身體的發育，使身體強壯，精力充沛。

(2) 儘管幾種葷食中所含的脂類物質並不完全一樣，但卻都非常

豐富，而且飽和脂肪酸、不飽和脂肪酸及膽固醇的含量都比較高。

(3) 肉類是鐵和磷的良好來源，並含有一定量的銅，對於貧血者來說，適量攝取葷食有好處。

葷食與素食搭配的原則

原則一：葷素平衡

不管素食還是葷食，都是我們身體不可缺少的食物。素食有素食的好處，葷食有葷食的優點。保持身體健康的根本就在於葷素食物之間的平衡搭配，這樣才能保證蛋白質及優質蛋白、必需的胺基酸、各種維他命、無機鹽及膳食纖維的攝取量。

原則二：以素為主

如今人們大都提倡素食，我們說了，完全吃素也是不科學的，不能滿足身體的營養需求。但我們提倡素食，可以素食為主，葷食為輔，葷素搭配。這樣既保證了對葷食中營養的有效吸收，又防止進食過多葷食而引起疾病。當然，這一原則也要因人而異，靈活掌握。

葷素搭配 DIY

玉米汁鯽魚湯

將一條約 350 克的鯽魚一條去腸雜和鱗後，加料酒醃漬片刻，將玉米鬚和玉米芯各 100 克下水鍋，煮沸 20 分，然後下入鯽魚，加料酒、薑片燴 30 分鐘，再撒上蔥花、味精即成。食用不僅味道俱佳，而且還可除溼利水，對水腫、尿少、尿頻、尿急、尿道感染等疾病有療效。

什錦肉片

為了讓顏色鮮豔一些，營養豐富一些，你可以選香菇、青椒、甜椒、紅蘿蔔、木耳等做配料。先把肉切成薄片，加入鹽、料酒，放在盤子裡醃製。過一段時間後，再加入澱粉、蛋白，拌勻後倒入鍋中炸，炸熟後撈出放入一盤中，再把準備好的混合蔬菜放入鍋中炒，即將炒熟時將肉片倒入一起翻炒，炒熟即可。不僅顏色鮮豔，營養也頗為豐富哦！

★ 溫馨提示

葷素搭配可防老年憂鬱

老年人膳食不當容易患憂鬱症。英國學者調查發現，血清膽固醇低於正常者，其出現憂鬱症的相對危險性也增高，而且越是高齡，這種情況越突出。我們知道，血清膽固醇主要來源於膳食。而膽固醇多存在於動物性食物中，植物只含植物固醇。因此，只有吃動物性食品才能得到膽固醇，如果缺乏動物性食品的攝取，人體血清膽固醇的濃度就會下降。而葷食中的肉類、奶類、蛋類等，都富含膽固醇，所以 70 歲以上的老年人只要沒有高血壓、冠心病等需要限制膽固醇攝取的疾病，都均應適當攝取，以便提高血清膽固醇的含量，降低老年憂鬱症的發生率。

酸鹼食物搭配

我們身體的內環境基本是呈中性的，略偏鹼性。在新陳代謝過

程中，身體會產生的大量酸性物質，但都能被血液中的緩衝物質所中和，因而不至於使體內環境呈酸性，但有時也會造成紊亂。比如患腹瀉時，排出物呈鹼性，體內的酸性就會相對增多，從而使體內呈酸性；大量嘔吐時，胃酸損失過多，體內又可呈鹼性。所以每餐進食時，食物的酸鹼度也會影響到人體的酸鹼平衡。

有人認為，酸性食物就是吃起來帶有酸味的食物。實際並非如此，酸性食物是經過消化進入血液在 pH 值上小於 7 的一類食物，而鹼性的食物則反之。籠統地說，大部分肉類都是酸性食物，而大部分的蔬菜、水果等，都屬於鹼性食物。

酸性食物的營養價值

一些含有較多非金屬元素的食物都屬於酸性食物，如磷、硫、氯等。因為這些元素在人體內經氧化後，會生成帶有陰離子的酸根，因此屬酸性食物。比如我們常吃的豬肉、牛肉、禽肉、蛋類、鯉魚、牡蠣、蝦等，以及麵粉、稻米、花生、啤酒，也都屬於酸性食物。

酸性食物因含有比較豐富的蛋白質、脂肪等營養物質，因此是補充身體營養的必需食物，也是兒童青少年生長發育階段必不可少的「營養型食物」。而且因其味道鮮美，非常適合孩子們的口味。

鹼性食物的營養價值

鹼性食物是指所含的鹼性元素（鈉、鈣、鎂等）比酸性元素（氯、硫、磷等）的比例大，在人體代謝後產物呈鹼性的食物，如大豆、豆腐、牛奶、菠菜、嫩莖萵苣、馬鈴薯、香菇、藕、洋蔥、蘿蔔、海帶、西瓜、香蕉、梨、蘋果等。

一些吃起來呈酸味的食品，如李子、桃等，它們所含的都是有機

酸，在人體內代謝後成二氧化碳和水，對體液酸鹼性沒多大影響，而原來與有機酸結合的鉀、鈉、鎂等，在人體內會最終代謝為帶陽離子的氧化物，使體液呈鹼性，因此它們也屬於鹼性食品。

(1) 鹼性食物不僅能為身體提供鈣、鎂、鉀、鈉等無機鹽元素，還可以提供人體所需的多種維他命、微量元素和膳食纖維等。膳食纖維在促進腸蠕動、防止便祕、減少腸道致癌物及有毒物質的吸收、降低血液膽固醇等方面都有著重要作用。

(2) 真正的美容是與吃食物分不開的，營養的好壞決定著皮膚的膚質和色澤。食物的品質和酸鹼度都會對容顏產生影響，其中鹼性食物被認為是有美容作用的食物。

(3) 一些孩子的體液常常都是處於酸性狀態，而研究發現：某些學習成績欠佳、智商發育水準較低的孩子，常常都是酸性體質。如果能讓他們多食用一些鹼性食物，將有助於提高他們智商水準和學習成績。

(4) 一般正常人的體液都呈弱鹼性。人在運動後，常常會感到肌肉、關節疲脹，精神疲乏，其主要原因就是體內的醣、脂肪、蛋白質等被大量分解，在分解過程中產生了乳酸、磷酸等酸性物質。這些酸性物質刺激了人體的組織器官，使人感到疲乏。如果此時能吃一些牛奶、豆製品、蔬菜、水果等鹼性食物，可以中和體內的酸性成分，緩解疲勞。

酸鹼食物的搭配原則

原則一：酸鹼平衡

食物的酸鹼搭配對人體健康具有重要意義，由於人體體液的酸鹼

度始終處於一個恆定的平衡狀態，因此平時進食的食物也一定要酸鹼搭配。否則進食酸性食物過多，可造成血液呈現酸性，而為了中和這些酸性物質，身體又必然要消耗大量的鈣、鎂等元素，從而引起缺鈣等一系列症狀，如皮膚病、神經系統疾病等。而鹼性食物使用過量，也同樣會導致機體酸鹼平衡失調，導致疾病。

原則二：「酸」少「鹼」多

現代社會的飲食習慣，使人們過多地進食了酸性食物，所以，為了防病保健，平時飲食應多吃些鹼性食物，使機體內環境呈弱鹼性，這樣才有利於各種生理功能的發揮。

酸鹼搭配 DIY

香菇燴乳鴿

原料：水發香菇 60 克，嫩乳鴿 2 隻，油菜心 100 克，醬油 10 克，蔥段 5 克，薑片 2 片，蠔油 400 克，糖 9 克，花椒粉 2 克，精鹽、清水、料酒、味精適量。

做法：

(1) 乳鴿去內臟洗淨瀝乾，用醬油抹勻鴿身，再放入花椒粉、料酒稍醃片刻；

(2) 鍋燒熱後放入蠔油，將乳鴿下入煎炸一下盛起了；

(3) 鍋內留少許油，放入蔥段、薑片、乳鴿煸炒，再烹入料酒，添清水、精鹽、糖、香菇，然後用中火燜煮至乳鴿酥爛，取出切成塊，將湯汁澆在乳鴿上；

(4) 油菜心用精鹽、味精炒熟，放在鴿肉旁即可。

豉椒牛柳

原料：牛柳肉 250 克，洋蔥 25 克，青椒、甜椒各 2 顆，豆豉、蒜茸、薑片各適量

牛柳調味料：生抽 1 茶匙，糖 5 克，生粉 10 克

豉汁調味料：生抽 1 茶匙，糖 5 克，生粉、清水各適量

做法：

(1) 將牛柳肉切片，用牛柳調味料醃漬片刻盛起；青椒、甜椒去籽洗好，與洋蔥同切成小片；

(2) 燒紅鍋，將青椒、甜椒及洋蔥爆炒後盛出；

(3) 再燒紅鍋，卜油，爆香豆豉、蒜茸及薑片，將牛柳、炒好的青椒、甜椒、洋蔥回鍋，下入豉汁調味料，炒勻上碟。

清湯魚丸

原料：白鰱魚丸 300 克，雞湯 750 克，豆苗 20 克，熟筍片、雞油各 20 克，水發香菇 2 克，熟火腿 10 克。

做法：

(1) 將魚丸在沸水中氽一下；

(2) 另用砂鍋將雞湯煮沸，加入魚丸放入，再加精鹽、味精和豆苗；

(3) 將熟筍片、香菇用沸水略氽後，在魚丸上間隔擺放，用香菇結頂，四周用豆苗襯托，再淋上雞油即可。

★ 溫馨提示

寶寶少吃酸性食物

> 目前，兒童自閉症患者越來越多。國外有專家發現，兒童自閉
> 症的發生原因與過量食用「酸性食物」有關係。
>
> 如今，相當一部分兒童都愛吃糖果和巧克力等含糖量高的零
> 食。攝取過多精製糖，會使機體內環境呈酸性，從而出現「酸
> 性體質」。而「酸性食物」對兒童自閉症的發生、發展都有推
> 波助瀾的作用。因此營養專家建議，兒童平時應多吃些綠色蔬
> 菜，如：菠菜、油菜、空心菜等，同時還要多出一些水果，以
> 中和體內的酸性物質。

烹飪調味料副食搭配

各種烹飪調味料及副食等，也是我們日常飲食中不可缺少的食
品，比如食用油、食鹽、糖、醋、味精、醬油、酒等。它們在我們飲
食中的作用，不僅僅是調味，還能提供很多我們身體所需的營養物
質，從而保持機體的營養均衡。

食用油

食用油包括動物油和植物油，其中動物油又包括豬油、牛油、
羊油、雞油、奶油等，而植物油則包括醬油、芥花油、花生油、芝麻
油、玉米油、亞麻油等。

食用油中所含的營養物質主要是脂肪，而動物油脂肪中還含有較
多的膽固醇，植物油脂肪中含少量的植物固醇。醬油、亞麻油中含較

多的維他命 E、胡蘿蔔素等，而且醬油中的磷脂也比其他油多；芥花油中含較多的維他命 E。

在動物油的脂肪中，還含有較多的飽和脂肪酸和膽固醇形成脂，易在動脈內膜沉積，導致動脈粥狀硬化；而植物油中含不飽和脂肪酸可以預防高血脂和高膽固醇血症，尤其是玉米油中含較多的植物固醇，具有阻止膽固醇在腸道內吸收的功能，從而預防血管硬化，促進飽和脂肪酸和膽固醇代謝。因此，植物油的營養價值要比動物油高。

動植物油的健康攝取比例

人體每天攝取的油脂過多，會嚴重影響健康，因此一定要注意攝取的適量。一般來說，人體每天對脂肪的攝取量應該達到 50 克，除去肉類及其他食物中的脂肪，剩下的就是每天的食用油了。營養學家建議，每人每天攝取 7 ～ 8 克的植物油就可以滿足身體需求了，過量反而對身體有害。而每天攝取的動物脂肪和植物脂肪的比例最好能控制在 1：2 這個範圍內，這樣兩者就達到了理想的平衡。

- 烹調注意事項

首先，烹調用油一定要適量。炒菜或做飯時，如果用油過多，食後身體內的消化液就不能與食物接觸，不利於食物的消化吸收。經常這樣，還會促進膽汁和胰液的分泌過剩，誘發膽囊炎、胰腺炎等。

其次，日常做菜做飯要以植物油為主，動物油為輔。過多地食用動物油或植物油對健康都會產生不利影響。

此外，烹調時油溫不宜過高。因為食用油在高溫下會釋放出含丁二烯成分的煙霧，人吸入後會傷害身體，引起心、肺、腦等方面的疾病。

食鹽

食鹽的主要成分是氯化鈉，是我們飲食中最重要的調味品之一。食鹽主要存在於醬油、佐料及各種醃製食品中，不過在味精及一些藥物中，也都含有鈉。

- **不可攝取過多**

儘管食鹽是我們身體必需的物質，但過量食用卻會對身體有害，而且現在已經發現，攝取過多的鈉鹽，是誘發高血壓的重要危險因素。

此外，攝取食鹽過量還會加重心臟和腎的負擔，使支氣管炎、胃潰瘍等疾病的病情加重，並可能造成人體內的鉀失調，使人精神憂鬱、情緒沮喪。

同時，各種醃製的食品中，如鹹菜、鹹肉、燻肉乾等，都含有硝酸鹽和亞硝酸鹽，易生成致癌物質亞硝胺，導致癌症。

- **每人每天攝取鹽量的計算方法**

世界衛生組織建議，為維持人體的正常生理平衡，每人每天的用鹽量應在 6 克以下，兒童和老人更應該養成少吃鹽的習慣。

如何計算每天攝取的鹽量呢？

我們說了，每人每天的攝取食鹽量應控制在 6 克以下。在我們的日常飲食中，除了食鹽可以提供鈉以外，醬油中也含有大約 18% 的鹽，而鹹菜、鹹肉等食品中也含有較多的食鹽。

如果你買了 500 克食鹽，記下買的時間，當這 500 克食鹽吃完後，再記下時間，然後用所吃的鹽量除以吃的天數，再除以家中的人數，就是每人每天的食鹽攝取量了。

醬油是食鹽的另一個來源，所以你也要加上醬油中的食鹽量。舉例來說：

如果你家中有 3 口人，25 天吃了 500 克食鹽，那麼每人每天的攝鹽量就是：

500÷25÷3=6.67 克

如果買了 1,500 克醬油，吃了 30 天，那麼每人每天的攝鹽量就是：

1500÷3÷30×18%=3 克

將兩者加起來，就是每人每天攝取的總食鹽量，即 9.67 克

從中你也可以看出，9.67 克超過了有益於健康的 6 克用鹽量，因此應該降低用鹽量了。

糖

糖也是我們日常飲食中主要的調味劑，尤其是白糖，更是常用。糖主要是由甘蔗、紅蘿蔔等加工製成，在製作的時候也填加了許多其他物質，因此在食用時一定要嚴格控制。

正常情況下，我們的機體是不缺糖的，因為我們每天所吃的稻米、麵粉等許多食物中，都含有大量的糖，而且這些糖都是以多醣的形式存在的，也就是我們日常所稱的「澱粉」，因而更便於人體的吸收，並且沒有什麼害處。而我們所說的「不要多吃糖」，主要是指不要攝取過多對人體有害的蔗糖。

- 過量吃糖的危害

糖雖然是人體所必需的營養物質，可吃多了對人體的害處也相當大。

(1) 糖類攝取過多，會導致正餐的進食量減少，因此容易使身體對蛋白質、維他命及礦物質等攝取不足。

(2) 糖會殘留在口腔內，容易引起齲齒（蛀牙）。

(3) 過量的吃糖，會使體內的維他命 B2 缺乏。維他命 B2 不足，會大大地降低神經和肌肉的活力，導致摔倒或發生骨折。

(4) 糖在體內堆積過多，就會轉化為脂肪，造成肥胖。

(5) 吃糖過多還容易導致營養不良，使肝臟、腎臟腫大，身體脂肪含量增加，縮短壽命。

- 合理的攝糖量

吃多少糖才算不過量呢？營養學家建議：人每天的攝糖量應控制在每公斤體重 0.5 克左右。也就是說，如果你的體重是 60 公斤，那麼你每天的攝糖量應該在 30 克左右。不過，以奶為主食的嬰兒，更應注意少吃糖，否則可能會導致營養不良。

我們每天吃的食物中，含有大量的碳水化合物，大都含有不同程度的糖，而且生活中的含糖加工食品也越來越多，因此，一定要盡量少吃糖，否則稍不注意，體內的糖就會過量。

酒

酒是以食品為原料加工而成，也是我們烹調飲食中常見常用的食品之一。酒分為白酒、啤酒、黃酒、葡萄酒、果酒及藥酒等多種。不論哪種酒，適量地喝都可以振奮精神，舒筋活血。

但是，飲酒也有危害：

(1) 飲酒容易抑制消化道對各種營養素的吸收，導致營養不良。

(2) 使高血壓中風率增加，加重高血脂症、膽結石症等，引發

心絞痛。

(3) 損傷肝臟，容易導致肝硬化、肝癌。

(4) 影響性功能，導致陰莖勃起困難，損傷精子。

(5) 女性飲酒如果使月經失常，甚至導致閉經。

(6) 酒會使大腦興奮過度，行為異常，甚至會中毒、死亡。

因此我們說，即使你想喝酒，也最好能限量，不要放任自己過度飲酒。也就是喝的要少，喝的時間要長，而且宜喝低度酒，最好在晚餐時有限制地喝 1 ～ 2 小杯葡萄酒即可。

食醋

食醋，在古代被稱為酢、苦酒和「食總管」，是一種經發酵而成的酸味液態調味品，在中國已有 2,000 多年的食用歷史。醋的種類很多，其中尤以米醋和陳醋最佳。

醋中含有豐富的胺基酸，而且還含有人體不能自身合成、必須由食物供給的 8 種必須胺基酸。醋中的醣類物質也很多，如葡萄糖、果糖、麥芽糖等。此外，醋中還含有較多的有機酸，如醋酸、乳酸、丙酮酸、甲酸、蘋果酸、檸檬酸等。

由於醋有甜味，可以調和五味，因此有利於人體對食物提供的營養物質進行充分的消化和吸收，所以醋具有很高的營養價值，具體包括：

(1) 烹調菜餚時，加入適量的醋可以增加菜餚的鮮、甜、香味，不僅能使菜餚脆嫩可口，去掉腥膻味，還能保護其招牌營養素，醋能使雞骨魚刺軟化，促進人體對鈣的吸收。

(2) 食醋後可增加胃酸的濃度，生津開胃，增加食慾，消

食化積。

(3) 醋能降低人體血壓及血中的膽固醇，預防動脈硬化及某些癌症的發生。

(4) 醋有很好的抑菌和殺菌作用，經常食用可以有效預防腸道疾病、流行性感冒和呼吸道疾病。

(5) 兒童用適量的醋加溫水口服，可治療腸道消化不良；老人用醋泡蛋、黃豆、花生米等食用，可輔助治療心腦血管疾病。

(6) 食醋對皮膚、頭髮都能產生很好的保護作用。中醫學就有用醋入藥的記載，認為醋可以生髮、美容、降壓、減肥。

(7) 食醋還可以消除疲勞，促進睡眠，並能緩解暈車暈船等不適症狀。

(8) 醋還可以減少胃腸道和血液中的酒精濃度，產生醒酒的作用。

儘管醋的營養價值很高，但食用也應適可而止。《本草綱目》中記載：「酸屬水，脾病毋多食酸，酸傷脾，肉皺而唇揭。」可見，醋吃多了也沒好處。另外，胃潰瘍患者、腎炎患者都應小心吃醋，以免加重病情。如果您正服用磺胺類藥物、鹼性藥物、抗生素類藥物等，也應該盡量少吃或者不吃醋。

醬油

醬油是在醬的基礎上製造的調味品，醬油俗稱豉油，主要以大豆、澱粉、小麥和食鹽等經過製麴、發酵等程序釀製而成。

吃醬油也是有講究的，很多人炒菜時總離不開醬油。因為它不僅能調色，還可以調味。醬油分烹調用醬油和佐餐用醬油，但很多人購

買時並不太注意選擇，往往只備用一種醬油，不管炒菜還是涼拌菜都用它，這是不對的。

烹調醬油一般分為風味型和保健型兩種。風味型如麥香醬油、老醬油、生抽王醬油等；而保健型醬油包括無鹽醬油（不含鈉）、鐵強化醬油、加碘醬油等。

醬油在製作和運輸中可能會沾染細菌，人一旦吃了含有嗜鹽菌的醬油，可能會出現噁心、嘔吐、腹痛、腹瀉等症狀，嚴重者還會脫水、休克，甚至危及生命。儘管這種情況比較少，但為了健康，醬油最好還是熟吃。

如果想做涼拌菜，最好選用佐餐醬油。因為這種醬油的微生物指標要比烹調醬油要求嚴格，即使生吃，也不會危害健康。

醬油的營養價值：

(1) 烹調菜餚時加入一定量的醬油，可以增加食物的香味，還能使菜餚的色澤更加好看，從而增進食慾。

(2) 醬油的主要原料是大豆，具有很高的營養價值，因為大豆及其製品中因富含硒等礦物質而具有防癌的效果。

(3) 醬油中含有多種維他命和礦物質，能夠幫助降低人體膽固醇和心血管疾病的發生率，並能減少自由基對人體的損害，其效果與一杯紅葡萄酒相當。

儘管醬油的營養價值很高，甚至含有多達 17 種胺基酸，還有各種維他命 B 群和一定量的鈣、磷、鐵等，但因它的含鹽量較高，所以平時最好不要多吃。患有高血壓、腎病、妊娠水腫、肝硬化腹水、心功能衰竭等疾病的人，平時更應該小心食用，否則可能會導致病情惡化。

味精（雞粉）

味精是採用微生物發酵的方法由雜糧製成的現代調味品，它的主要成分是麩胺酸鈉。而雞粉則是從雞肉、雞骨中萃取出來的，除含有麩胺酸鈉外，更含有多種胺基酸。它們是既能增加人們的食慾，又能提供一定營養的家常調味品。

不過，在用味精或雞粉調味時，也一定要講究科學，否則可能會危害健康。

(1) 一些用高湯烹製的菜餚，不必使用味精和雞粉來調味。因為高湯本身已具有鮮、香、清的特點，而味精和雞粉只有鮮味，而且它的鮮味和高湯的鮮味還有所不同。如果使用味精或雞粉，不僅會掩蓋本味，還會使菜餚的口味不倫不類。

(2) 某些酸性菜餚，如糖醋、醋溜、醋椒菜類等，不宜使用味精和雞粉。因為它們在酸性物質中不易溶解，鮮味效果差。

(3) 在拌涼菜時，使用的晶體味精應先用少量熱水化開，然後再澆到涼菜上，因為味精在 45℃時才能發揮作用。如果用晶體直接拌菜，不易融化，影響提鮮作用。

(4) 炒菜或燉菜使用味精應在起鍋時加入，因為高溫下味精會分解為焦麩胺酸鈉，即脫水麩胺酸鈉，不僅沒有鮮味，還會產生輕微的毒素，危害人體。

(5) 味精和雞粉在使用時應掌握好用量，並不是多多益善。世界衛生組織建議：嬰兒食品暫不用味精，成人每人每天味精攝取量也不要超過 6 克。

(6) 在含有鹼性的原料中不要使用味精，因為味精遇鹼會化合成麩胺酸二鈉，產生氨水的臭味。

★ 溫馨提示

烹調的料酒

所謂料酒，顧名思義，肯定是專門用於烹飪調味的酒。料酒在
中國的應用已有上千年的歷史，在日本、美國、歐洲的某些國
家，也偶有使用料酒烹調菜餚的習慣。從理論上來說，啤酒、
白酒、黃酒、葡萄酒及威士忌等都可用作料酒。但人們經過長
期的實踐、品嘗後發現，不同的料酒所烹飪出來的菜餚風味是
相距甚遠的。而且經過試驗人們發現，以黃酒烹飪菜餚味道最
佳，營養也最全面。

飲食與營養：均衡營養的食物搭配

飲食與智商：
益智食物的健康吃法

★ 一分鐘營養提要：

- 食物不僅可以保證我們身體的健康，某些食物可以讓我們的大腦更有活力。

- 認識和掌握我們常見的益智食品，可以保證我們的大腦更健康，從而提高學習和工作效率。

- 考試時、工作時、疲勞時，不僅可以用運動或睡眠來調節壓力，食物同樣可以，甚至效果還要強於其他調節方法。

常見的益智食物

在我們的大腦裡，約有一百多億個腦神經細胞在不間斷地從事著繁重的工作。因此，為了能讓我們的大腦不至於在高效率的工作下產生疲倦，我們就必須不斷為大腦補充能量。儘管大腦只占體重的 2% ～ 3%，但它所需的能量卻要占一個人全天營養的 20% 以上。所以說，我們每天進食的狀況，對一天的精神狀態有著決定性作用。

那麼，哪些食物是提高我們的思維能力，使我們的大腦能更加敏捷，精力更加集中，工作效率提高的呢？下面介紹幾種對健康大腦的食物：

提高記憶力的食物

不論是工作還是學習，記憶力都是必須的。可是，如果記憶力差，那將會嚴重影響到我們的正常生活，有時候還會帶來許多麻煩。

食物也可以提高記憶力？沒錯，只要你吃對了食物，記憶力是完全可以大大增強的。

- 紅蘿蔔

紅蘿蔔是提高記憶力的最佳食品，因為紅蘿蔔能加快大腦的新陳代謝作用，促進大腦對營養物質的吸收。

- 鳳梨

鳳梨是音樂工作者和表演藝術家最喜愛的水果，因為背誦臺詞和樂譜，需要補充很多維他命 C。另外，鳳梨中還含有一種非常重要的微量元素錳，而且熱量少，能有效提高記憶力。

- 魚眼

魚眼中含有相當豐富的二十二碳六烯酸和二十碳五烯酸等不飽和脂肪酸，這些天然物質都能增強大腦的運行功能，提高記憶力和思維能力，對防止記憶力衰退、降低膽固醇、降低血壓等，都大有裨益。

舒緩精神的食物

精神舒暢是保持我們一天好心情的關鍵，而某些食物具有緩解精神壓力、保持精神放鬆的作用。

- 草莓

草莓不僅味道鮮美，而且還能消除人的緊張情緒。因為草莓裡的果膠能讓人產生舒適感，促使人們更有精神和信心去工作。

- 香蕉

香蕉中含有血清素，這種物質可以使人的大腦產生成功意識。另外，香蕉中還含有多種維他命和鉀，對健腦有一定作用。

- 辣椒

辣椒味道辛辣，而正是它的辣味，可以刺激人體內的某種激素，從而提神醒腦，讓人放鬆。

集中精力的食物

工作和學習都需要集中精力，某些食物也可以幫你。

- 魚蝦

魚和蝦是為大腦提供營養的最佳食物。科學家研究顯示：在某些魚類中，魚眼和魚腦的 EPA、DHA（俗稱腦黃金）是最高的。尤其是深海及冷水魚蝦，都能提高人的大腦智力，讓人保持精力集中。

- 洋蔥

洋蔥中的某些成分可以稀釋血液，幫助消除人的緊張心理，從而改善大腦氧的供應狀況。

- 核桃

如果你經常長時間地開會、作報告或開長途車，那麼核桃就是你的理想食物。它對改善眩暈、健忘都有良好的效果。

激發大腦創造性的食物

要想有創造性地工作，就必須要培養大腦的創造力，來看看哪些食物可以激發大腦的創造力。

- 生薑

生薑中含有薑辣素和揮發油，它們可以使血液得到稀釋，促進血液循環，從而向大腦提供更多的氧，使人思路開闊。

- 芹菜

芹菜中的揮發油能刺激人的神經系統，使人產生靈感，有助於產生創新思想。

- 黨參

黨參是多年生蔓性草木，中醫認為，黨參可以補中益氣，功與人參相近。經科學研究證實，黨參還可以激發大腦的創造力，有益智功效。

在日常生活中，注意以上這些食物和其他一些食品搭配，可以使我們健腦益智，提高我們的思維能力和工作效率。

益智食譜

紅棗金菇湯

原料：水發金針菇 100 克，紅棗 100 克；料酒、精鹽、味精、薑片、花生油各適量。

做法：

(1) 將水發金針菇去根蒂，洗淨備用；

(2) 將紅棗用溫水泡發，洗淨，備用；

(3) 將澄水後的金針菇浸泡水倒入炒鍋內，然後放入金針菇、紅棗、料酒、精鹽、味精、薑片和少許花生油，加蓋後置中火上燉一小時即成。

功效：此湯既可益智健腦，又可作為各種氣血不足、脾胃虛弱者的進補食品，經常食用可以增強人體抗病、防病能力。

杞精燉鵪鶉

原料：鵪鶉 1 隻，枸杞子、黃精各 25 克，精鹽、味精各少許。

做法：

(1) 將鵪鶉宰殺，去毛及內臟後，洗淨；

(2) 將枸杞、黃精裝入鵪鶉腹內，然後放入鍋內，加水適量，用文火燉酥；

(3) 加鹽、味精適量調味即成，吃鵪鶉肉，喝湯。

功效：鵪鶉是良好的益智食品，含有豐富的蛋白質、無機鹽和維他命等，腦力勞動者常吃可消除眩暈、健忘等症，提高智力，健腦養神；而枸杞子可補腎益精、養肝明目；黃精能補脾潤肺、養陰生津、益智強身，幾味同用更可增加其滋補和益智作用。

★ 溫馨提示

有人認為，豔色蔬菜不過是顏色鮮豔而已，沒有什麼特別值得關注的地方。實際上，顏色鮮豔的蔬菜有很多可貴之處，最值得我們注意的，就是它含有豐富的花青素。花青素可以調節毛細血管的滲透性，保持細胞膜的完整性，並且具有抗氧化功能，提高人體的免疫力和抗病能力。

讓寶寶聰明的食物

我們經常認為寶寶智力和大腦功能與遺傳和環境等因素有關，其實，營養也很重要。這裡就介紹一些日常生活中常見的有益於兒童大腦健康發育的食品，父母們不妨給寶寶多吃點。

- 小米

小米中含有豐富的蛋白質、脂肪以及鈣、鐵和維他命 B 群等營養成分，因此被人們稱為寶寶的健腦主食。

- 大棗

每 100 克大棗中含維他命 C 的量高達 380 ～ 600 毫克，被稱為天然維他命 C 丸。我們知道，維他命 C 能使大腦功能敏銳，加強腦細胞蛋白質功能，促進腦細胞興奮，因此非常適合寶寶的大腦發育。

- 大豆

大豆中含有豐富的優質蛋白和不飽和脂肪酸，它們是腦細胞生長和修補的基本成分；而且大豆中還含有 1.64% 的卵磷脂，它是構成神經組織和參與腦代謝的重要物質。

- 金針花

金針花被人們稱為「健腦菜」，它具有安神靜腦的作用，而且含有蛋白質、脂肪、鈣、鐵等營養物質，因此兒童經常吃金針花對健腦非常有益。

- 蔥和蒜

蔥和蒜中都含有前列腺素 A，蒜中還含有一種物質叫做「蒜胺」，這種物質對大腦的益處比維他命 B1 還強許多倍。如果平時能讓寶寶多吃些蔥和蒜，可使寶寶的腦細胞生長發育更加活躍。

- 魚肉

魚肉中含有球蛋白、白蛋白及大量不飽和脂肪酸，此外還含有豐富的鈣、磷、鐵及維他命等，適當攝取可增強和改善寶寶的記憶力。但幼小的寶寶食用時，要注意別讓魚刺卡住了喉嚨。

- 蝦米

蝦米中的含鈣量極為豐富，每 100 克蝦米含鈣量約達 2,000 毫克。攝取充足的鈣能保證我們的大腦處於最佳的工作狀態，而且還能夠防止其他因缺鈣引起的兒科疾病。寶寶適量吃些蝦米，對增強記憶力和防止軟骨病都有幫助。

- 蛋

蛋中含有比較多的卵磷脂，這種物質可使大腦中增加乙醯膽鹼的釋放，從而提高寶寶的記憶力和接受事物的能力。如果寶寶每天早餐能吃上 1 ～ 2 顆蛋，不僅能強身健腦，還能使他們在上午的學習中保持旺盛的精力。

- 牛奶

「一杯牛奶可以強壯一個民族」，可見牛奶對人體健康的作用甚大。牛奶中含有豐富的蛋白質和鈣等，而且牛奶中的鈣還具有調節神經、肌肉的興奮性的作用，所以每天早飯後給孩子喝一杯牛奶，可以改善他們認知能力，保證大腦高效工作。

- 動物肝腎

動物的肝臟和腎臟中都含有豐富的優質蛋白和糖脂質，並含有多量的膽鹼和鐵。膽鹼可以改善大腦的記憶力，鐵則可以使紅血球運輸氧氣的能力加強。如果大腦因而能得到充足的氧氣，那麼思路肯定會更加敏捷。

寶寶聰明食譜

麵包布丁

原料：麵包 15 克，蛋半顆，牛奶 120 克，蜂蜜 5 克，沙拉油少許

做法：

(1) 將蛋打入碗中調勻，將麵包切成小塊，然後與蜂蜜、牛奶混合均勻；

(2) 在碗內塗上沙拉油，再將上述混合物倒入碗內，放入蒸鍋內用中火蒸 7～8 分鐘即成。

功效：營養豐富，促進腦發育。

雞湯三鮮菠菜

原料：菠菜 250 克，雞片、蝦仁、海參各 20 克，食鹽、料酒、胡椒粉、生粉、沙拉油、鮮湯、蔥、薑各適量

做法：

（1）將雞片、蝦仁用食鹽、料酒、生粉、胡椒粉上漿，然後放入熱水鍋內打焯成熟；

（2）將炒鍋內加鮮湯和調味料，開鍋後將菠菜煮熟撈出，瀝乾餘湯裝盤；

（3）炒鍋內加底油，放入蔥、薑爆香，然後添鮮湯、調味料和輔料，開鍋後淋在菠菜上即可。

功效：具有滋陰潤燥、養血止血等功效，對具有一定咀嚼能力的幼兒、少兒都適用。

★ 溫馨提示

堅果中除了含有豐富的亞油酸、亞麻酸這些能合成的 DHA 和 AA 對視網膜的完善有著促進作用的物質外，還含有維他命及鈣、鋅等礦物質，這些都是對視力的正常發育有直接影響物質。**寶寶**經常吃含有此類物質的堅果，不僅可以補充身體所需的其他營養素，最重要的是可以保護視力，使眼睛更加明亮。而且，吃堅果還可以鍛鍊咀嚼能力，適當的咀嚼也有利於提高視力。因此，多給寶寶吃些堅果，提高他們的咀嚼能力，也是提高**寶寶**視力的有效途徑。

影響孩子智力的幾種飲食習慣

孩子良好的飲食習慣對其體力及智力發育都很關鍵，但是，許多孩子卻有多種不良的飲食習慣，這些習慣不僅對身體的成長不利，關鍵是影響智力的發育，以下這幾種飲食習慣就會嚴重影響他們大

腦健康。

- 食物太精

許多孩子平時很少吃甚至不吃粗纖維的蔬菜，這就會使大便在腸道中的停留時間過長，使人體吸收其中過多的有毒物質。當這些有毒物質的量超過肝臟的解毒能力時，多餘的部分就會透過血液流入大腦，侵害中樞神經，造成中樞神經中毒，導致記憶力下降、注意力分散，思維出現遲鈍，久而久之將會影響智力發育。

- 甜食過量

兒童大腦的正常發育離不開充足的蛋白質和維他命，而經常吃甜食和糖果，不僅會引起肥胖、糖尿病等病症，還會影響食慾，從而減少高蛋白及多種營養物質的攝取，導致大腦需要的營養物質攝取不足，影響智力。

- 輕視早餐

美國學者曾透過實驗證明，在其實驗條件相同的情況下，吃高蛋白早餐的孩子，其課業成績要優於吃素食早餐的孩子，而不吃早餐的孩子，課業成績會更差。所以父母們一定要重視孩子的早餐，讓孩子的早餐盡量豐富營養，保證孩子一天的生活和讀書正常進行。

- 挑食偏食

挑食偏食容易造成孩子的營養不良，影響智力發育。必須正常飲食，每餐都保證各種營養的充足，使身體內不缺乏某種或某些營養素。現代腦營養學家的研究已經證實：嬰兒先天性營養不良會造成智力障礙，而且這種障礙是不可逆的，會影響孩子一生的健康。

- 過多零食

除了一日三餐外，孩子常常會吃些零零碎碎的東西，這種習慣非常不好。經常吃零食，會讓腸胃得不到正常的休息，需要不時對零食進行消化。腸胃累壞了，人就會感到肚子發脹，打飽嗝，時間久了甚至會破壞腸胃的消化功能，引起胃病，造成營養不良。許多愛吃零食的孩子看上去總是面黃肌瘦，沒有精神，實際上就是營養不良，不僅影響身體發育，還影響大腦和精神的健康。

- 吃含添加劑的食品

研究顯示，孩子如果經常吃含有色素、防腐劑、精製糖等含量較高的點心、麵包、漢堡、清涼飲料等加工食品，且作為主食，而又缺少維持健康必需的維他命、礦物質的攝取，時間久了，就有可能導致兒童性格改變，影響大腦神經活動，使其注意力難以集中，忍耐力差，愛發脾氣，性格固執，這都是由於食品中的添加劑造成的輕微腦功能障礙。因此，要讓孩子健康聰明地成長，就要盡量減少添加劑食品的攝取，多吃綠色蔬菜和五穀雜糧，並注意補充鉀、鎂、碘等營養礦物質。

提高智力的食譜

鎮靜安神湯

原料：浮小麥 50 克，大棗 10 枚，甘草 30 克

做法：用水 1,000cc 將三劑煎成一碗，每天睡前飲用；也可以單獨用大棗 30 克加白糖煎水，臨睡前飲用；

功效：鎮靜神經，養心除煩，對神經衰弱、心煩不眠有特效。

桂圓蛋花湯

原料：龍眼肉 50 克，蛋 2 顆

做法：將潔淨的龍眼肉置於光波陶瓷煲中，加入適量水，再放於遠紅外線烘烤爐內用小火燉煮 30 分鐘，取出後再加入打碎調勻的蛋，再放入遠紅外線烘烤爐內用高火加熱 1 分鐘即可。

功效：補心益氣，滋陰降火，強身健腦，對倦怠乏力、面色萎黃、失眠健忘等病症有療效。

★ 溫馨提示

腦健康忌食食品

> 有些食品對大腦的健康有破壞作用，如含鉛食品（主要包括爆米花、皮蛋、罐裝食品或飲料等）、含鋁食品（主要有油條、冬粉、仙草等）、過多的甜食等，這些食物都會引起腦部疲勞，因此平時最好少吃。

這些素食使你更聰明

研究顯示，素食可以增長腦力。它不僅可以供給全部健腦的營養素，而且能使全身都具有促進頭腦發展的條件，使已在工作的腦細胞一個一個都充滿活力，且使沉睡中的多數腦細胞活化，使腦細胞發揮其最大的能力。因此，經常吃素食是使我們聰明的不二法門。下面我們就介紹一些營養又醒神益智的素食品。

• 鹼性食物

我們知道，大腦的主要成分是蛋白質。但是，我們又不能因此就

大量攝取蛋白質，因為蛋白質分解後的胺基酸在身體內或腦內被吸收的百分比，到目前我們還不能全部了解；並且肉類蛋白質呈酸性，吃得過多，不僅無法保證健康，反而還會使體內的鈣質和維他命 B1 減少，導致精神不穩定，頭腦遲鈍，血液循環差。因此，最好還是能輔以食用果菜類、海藻類等鹼性食品，幫助血液中的酸鹼度呈鹼性。

當然，適量的蛋白質還是必需的。但如果你打算食用蛋白質的話，也最好從黃豆中攝取，因黃豆中的蛋白質含酸性物質少。

同時，脂肪對大腦健康也很重要，但宜用植物油。水果中的橘子、柳丁、蜜柑、檸檬等，也屬於鹼性食品；蔬菜類也屬鹼性食物，食用之後可以使血液常呈現鹼性，並且可以保持頭腦清醒。

- 整腦食物

所謂整腦食物，是指因便祕等原因導致頭腦昏沉時所需要調整的食物。便祕的原因有很多，比如有神經性的原因，還有因藥物、飲食引起的。大便不通，留在腸胃裡的東西就會發酵，結果就會導致頭腦昏沉。而蘿蔔、菜葉等多葉綠素蔬菜，以及多纖維素的蔬果類等，是比較理想的整腦食物，可以防止便祕，保持大腦清醒。

- 醒腦食物

醒腦食物是指使頭腦清醒保持活力的食品，這些食品常常是沒有被汙染過的，如小麥、黃豆、豆粉、海苔、蘿蔔及麻油、沙拉油、天然醋、紅糖、蜜柑、檸檬、蜂蜜等，而且這類食品每天都可以食用。

茶中因含有多種營養成分，如咖啡因，因此會使人的頭腦清醒。而且茶除了可醒腦外，還可以增加身體抵抗力。茶裡面所含的豐富維他命 C 不怕被熱破壞，同時茶裡面還含有產生澀味的物質，具有殺菌、收縮血管及抑制分泌等功效，是唯一的鹼性飲料。

當我們身體內的維他命 B1 不足時，就會產生神經組織代謝障礙，記憶力減退。所以維他命 B1 也是腦細胞不可或缺的營養成分，需要經常補充。含維他命 B1 的食物有小麥胚芽、芒果、苦瓜、青莧菜、油茶、香椿及紫菜等。

維他命 C 不足時，人就會出現精神疾病或智商減低的現象。所以為了讓自己更聰明，適當的維他命 C 也是必需的。含維他命 C 的食品有蜜柑、檸檬、鳳梨、葡萄、蘿蔔菜葉、菠菜、豌豆及豆芽等。

★ 溫馨提示

攝取營養素的建議

1. 在各種食物中，肝是含維他命相對豐富的一種，但因其本身是解毒器官，裡面含有很多毒素，所以最好少吃。

2. 如果打算攝取鈣質，可以多喝些牛奶、豆漿等。攝取蛋白質可以從黃豆裡面攝取，因為豆腐裡含有石膏質，不及黃豆安全。

3. 維他命 A、維他命 D、維他命 E 及維他命 K 等成藥不可食用過多，最好能從日常飲食中攝取自然的營養素，這才是最好的辦法。

考試前應多吃哪些食物

無論是任何考試，在進行前都一定要做很多準備，但很多人卻常常忽略飲食這一環，只是以為肚子填飽了，就有力氣應付。事實上，飲食策略會對考試的表現產生很大的影響。參加考試需要處於一種求

勝的狀態，而事前所吃的食物會促使腦部分泌化學物質，影響行為及反應。營養學家指出：「對的飲食」將有助於人保持機靈的頭腦，更容易使精神專注，反應也更快、更準確。

考試前的飲食原則

原則一：飲食要均衡，但需要適當限制熱量

均衡的飲食是保證考試正常發揮的關鍵，因此要保證各類、各色食物都吃到。不過，營養學家指出：要想讓心智有最優異的演出，一定要限制熱量的攝取。適當的熱量在任何時刻都很重要，但不可過食，不要吃肥肉及各種油炸食物，少吃奶油或沙拉醬。另外，在吃米、麵等碳水化合物前，一定先吃些蛋類、豆類、肉等蛋白質食物。因為蛋白質中的酪胺酸會刺激身體分泌出多巴胺、腎上腺素等物質，讓人感到思路清晰，反應敏捷。

原則二：少食補，少藥補

考生因用腦過多，因此家長常常擔心其體力不濟，腦力不足，所以為他們努力進補。事實上，孩子過了發育期後，腦部發育已經定型，後天的補並沒有多大的效用。相反，考生處於緊張狀態，腸胃非常敏感，一旦遇到平日不熟悉的食物，就會很難適應，所以硬要他們服用各種補品，反倒成了一種負擔。所以在考試前，家長不要特別改變考生的飲食習慣。如果要調整，也要盡量調回「正常狀態」，也就是均衡攝取六大類食物：全穀雜糧類、豆魚蛋肉類、蔬菜類、水果類、乳品類、油脂與堅果種子類。

原則三：早餐不要省略

從營養學來看，充足的營養是維持大腦活力的根本。所以除了做

到均衡飲食外，不論考前還是考試當日，都不可以省略早餐，而且營養還要對、要足。因為穩定的血糖是供應腦細胞活動的主要能源，血糖不足，大腦就會消耗肝臟儲存的肝醣，導致體力、腦力都受影響，影響記憶力及精神狀態。

原則四：少量多餐

由於長期處於緊張狀態，所以考生常會出現食慾不振、腸胃失調等現象。而且緊張、壓力，也常會讓有些人吃不下飯。如果不趕緊調整飲食、情緒，回到常軌，到考試的最後一刻，很可能會出現失常。

少量多餐最理想的調整方法，一天 5～6 餐左右，以均衡方式攝取營養素。當然，食物一定要吃對，不要吃一些垃圾食品。因為在這個時期，所需要的應該是蛋白質、碳水化合物和各種礦物質等，如果補充的不是這些營養素，即使吃飽了，整體飲食狀況還是不對。營養師建議：一日三餐大約七、八分飽就可以了，吃得太飽反而會使體內血液集中在腸胃道，大腦變得比較不清楚，記憶力、思考力變差。點心或消夜方面，可以補充一杯牛奶、一顆蛋、一片吐司，水果也可以，尤其是晚上，最好選擇一些容易消化、含維他命 C 較多的水果，如柑橘類等。

原則五：咖啡、茶適量而止

咖啡或茶可以提神，如果戒不掉的話，至少要維持平常量，不要加量，否則可能會弄巧成拙。沒有喝茶或咖啡習慣的人，千萬不要為了提神而飲用。

考試前應多吃的食物

一些研究結果顯示，人在精神緊張時，水溶性維他命 B1、維他命

2、維他命 C 及菸鹼酸等消耗將會增加，因此，學生在考試前，應注意補充各種水溶性維他命，多吃些維他命含量高的食物。

含此類維他命較多的食物主要包括豆類，花生，動物的心、肝、腎臟，及瘦肉、蛋類等食品，這些食品中所含的水溶性維他命 B1、維他命 B2 及菸鹼酸等，都是人體輔酶的主要成分，有參與氧化的作用，對維持精神很有幫助。

- 含維他命 B1 的食物

如果體內的維他命 B1 不足，糖代謝過程中的中間產物丙酮酸等，就不能完全氧化，而在機體內積聚，導致機體能量的代謝發生障礙。尤其是神經組織，幾乎全部的能量都是由糖解作用供給的，維他命 B1 缺乏，就會影響神經系統的正常功能，人體就會出現疲倦、健忘、易怒、記憶力下降等症狀。

- 含維他命 B2 的食物

維他命 B2 是人體中許多輔酶的組成部分，機體中如果維他命 B2 不足，就會發生物質代謝紊亂，人就會出現口角炎、唇炎、舌炎及脂漏性皮膚炎等。

- 含菸鹼酸的食物

菸鹼酸也稱維他命 B3、維他命 PP，它在人體內會變成菸鹼醯胺，菸鹼醯胺是菸鹼醯胺腺嘌呤二核苷酸和菸鹼醯胺腺嘌呤二核苷酸磷酸的組成成分，具有促進人體新陳代謝的作用。我們的身體如果缺乏菸鹼酸，就會出現皮膚炎、食慾不振、失眠、頭痛、精神不集中等多種症狀。

在學習緊張和考試階段，為了使大腦能正常為我們工作，一定要

考慮從飲食中加以補充能量，也可以適當補充一些複合的維他命 B 和維他命 C，來保證身體和大腦的正常運轉。

考試食譜

青椒南瓜

原料：南瓜 500 克，青椒 100 克，鹽適量

做法：

（1）將南瓜洗淨後削去外皮、瓜瓤，切成粗絲備用；青椒洗淨，去蒂去籽，切成粗絲備用；

（2）將南瓜用少量鹽醃兩分鐘，再用水漂一下，瀝乾水備用；

（3）將炒鍋洗淨，置於旺火上，放油燒至七分熱，下青椒絲、鹽微炒，再下南瓜絲炒幾下，至南瓜八分熟即可起鍋。

三鮮魚丸

原料：魚肉 500 克，火腿 200 克，香菇、紅蘿蔔各 150 克，蛋白、鹽、料酒、蔥、薑片各適量

做法：

（1）將去骨刺、皮的魚肉加入蛋白、鹽和料酒，擠成小丸子，入冷水鍋中，燒至快開時即可。

（2）另起鍋，放入少許油，將蔥、薑片炒出香味後加入湯或水，再放入火腿片、香菇片、紅蘿蔔片炒勻，勾薄芡即可。

功效：鮮嫩可口，色澤美觀，可以補充身體所需的蛋白質、維他命等。

五香牛肉

原料：牛肉 600 克，桂皮、醬油、八角、精鹽、花椒、白糖、丁

香、黃酒、陳皮、蔥、薑各適量

做法：

(1) 將牛肉切成四大塊，用竹籤戳成一排排的洞，再撒上精鹽，用力搓揉至鹽溶化，放入盆內醃漬幾分鐘。醃好後取出，用清水漂洗乾淨，下開水鍋煮約三分鐘，撈起再清洗一次；

(2) 燒紅鍋，下入油，爆香牛肉，加酒、桂皮及水，用旺火燒滾，再轉文火燒至熟透取出；

(3) 將鍋洗淨，燒熱，放入油，爆香，放入牛肉，加醬油、糖、料酒，滾後轉中火，其間不斷翻動牛肉，以免黏鍋，直至滷汁收乾，取出牛肉，冷卻後切成薄片即可食用。

功效：牛肉經小火久煮燜，色紅悅目，香爛。

★ 溫馨提示

女孩考試期間正遇月經如何飲食

月經是女性的正常生理現象，但如果正趕上考試，就會有很多麻煩。在飲食上，女孩子此時要注重增加一些富含鐵的食物，如動物的肝臟、腎臟、新鮮的瘦肉、蛋黃等等，並多補充些黑色食物，如黑木耳、黑芝麻、黑米、黑豆等，或者多吃些深顏色的新鮮蔬菜，它們也是鐵的很好來源。這些食物都可以彌補因出血而丟失的鐵及其他營養物質，保證考生在考試期間能有旺盛的精力。

這些食物幫你消除疲勞

　　每天緊張的生活，讓我們常常覺得身體和大腦都很疲勞。要想消除疲勞，當然有很多方法，運動、良好的睡眠等等，除了這些方法外，對的飲食及飲食方法也可以幫我們消除疲勞。

消除疲勞的食物

　　有些人每天一開始工作，就會覺得眼皮沉重、四肢發軟。事實上，這種極度的疲倦與飲食有莫大的關係，只要吃對食物，這些症狀會得到明顯的改善。下面這些食物是可以幫助你消除疲勞的。

• 富含維他命的食物

　　在諸多有助於消除疲勞的食品中，含有豐富的維他命 C、維他命 B1 和維他命 B2 等食物應占據首要地位。因為它們能幫助我們把體內積存的代謝產物盡快代謝掉，防止這些產物影響大腦的正常工作。

• 弱鹼性食物

　　弱鹼性食物也可以解除疲勞，因為人體內環境偏酸後，人就會容易感到疲勞，這時候就需要有鹼性食物來進行中和。食物的酸性和鹼性是由食物中所含的元素決定的，食物進入人體後產生磷、硫及氯較多的，稱為酸性食物，產生鈣、鉀、鈉等元素較多的則稱為鹼性食物。當我們在吃柿子這類酸性食物時，如果能與菠菜等鹼性食物一起吃，可以防止體液的酸性化。

• 蛋白質

　　蛋白質是抵禦疲勞最有效的食物，因此，為了增強身體的抵抗力，平時一定要多注意吃些高蛋白的食品。其中豆腐、鱔魚等，都是

含高蛋白和維他命 B 群的食物，而且鱔魚是酸性食物，豆腐是鹼性食物，一起吃幾乎是消除疲勞的最佳組合。

- 適當甜食

腦力勞動者在疲勞的時候，可以適當補充點甜食，如葡萄糖、麥芽糖、牛奶糖等，喝少量的酒也可以。而且當精神極度緊張時，甜食中的糖還可以抑制腎上腺素的分泌，給你帶來良好的睡眠。

- 含咖啡因的食物

茶中含有豐富的生物鹼及咖啡因，並含有維他命 C 和其他多種營養成分，因此飲茶可以增強呼吸機能，能提神、促進腎上腺素分泌，有助於解除疲勞。另外，咖啡、巧克力等食物中也含有咖啡因，能增加呼吸頻率和深度，促進興奮神經系統，增強抗疲能力。

- 中藥

中藥中的人參、三七、靈芝、五味子、銀耳、麥冬、阿膠等，都具有固本扶陽、補氣生精、活血祛瘀等功效。適當食用可以改善人體神經系統的機制，增加人體活動，消除疲勞。

消除疲勞的飲食原則

原則一：吃清淡、易消化的早餐

早餐是一天工作活動的能量，所以最好吃些清淡、易消化的食物，包括低糖的穀類及低脂牛奶或優酪乳等。太多的脂肪和熱量會使大腦產生血清素，讓人感到昏昏欲睡；而如果只單獨吃些碳水化合物，能量是會很快激增，但也會很快的枯竭。所以碳水化合物需要和蛋白質一起攝取，這樣才能提供較為長久的能量。

原則二：一天喝一杯的咖啡

咖啡裡的咖啡因含有刺激人全身的物質，能讓人一天都保持精神和活力；不過咖啡也是一種不能亂服用的麻醉藥物，如果一天飲用超過五杯，就會出現反效果，導致精神萎靡，消沉沮喪，而且還會讓人感到精疲力竭。

原則三：午餐要選用清淡飲食，並要攝取富有蛋白質的食物

任何一餐的飲食熱量如果超過一千大卡，都會讓人變得反應遲鈍，昏昏欲睡，午餐吃太多難以消化的食物是誘因。

原則四：注意飲食中的維他命

維他命 C 的抗疲勞的功效是眾所周知的，而且它還有助於增強免疫功能。奇異果、柑橘類水果（如柳丁、檸檬、柚子等）及紅色水果（如草莓）、色彩鮮豔的蔬菜（白菜、番茄、青椒等），都含有大量的維他命 C。

原則五：多喝水

水對於維持體內平衡是非常重要的，它可以運輸營養成分、礦物鹽和維他命等，促進體內營養物質的交換，保證體內垃圾的排泄。如果身體缺水，就會表現為體能削弱，體力恢復能力下降，因而疲勞增加。因此，每天至少需要飲用 1.5 升的水，並且要少量多次飲用，不要等到口渴時才喝。

消除疲勞的飲食食譜

丁香火鍋

原料：丁香 5 克，蛤蜊肉 200 克，魚丸 100 克，墨魚 2 條，蝦仁 100 克，冬粉、芹菜、凍豆腐、蔥、味精、雞湯各適量

做法：

（1） 將蛤蜊肉、蝦仁洗淨備用；魚丸切片；墨魚去除內雜洗淨後，在開水裡速燙一下，然後切成 2 片；

（2） 將冬粉、芹菜切段；凍豆腐切塊；蔥切小段，然後將以上各料先各放一半入鍋，湯也加入一半，並加鹽少量，用旺火燒 5 分鐘後，即可趁熱吃，邊吃邊加。

功效：丁香具有強烈的芳香氣味，可以興奮強身，增強全身活力，消除疲勞。

黃芪雞

原料：黃芪 30 克，陳皮 15 克，肉桂 10 克，公雞 1 隻

做法：將黃、陳皮、肉桂用紗布包好，然後與公雞一起放入鍋中，用小火燉熟，再以食鹽調味，吃肉喝湯。

功效：可以調養軀體疲勞，對腦力、體力下降者有食療作用。

枸杞羊腦

原料：羊腦一顆，枸杞 30 克，蔥末、薑末、料酒、鹽適量

做法：將羊腦洗淨，然後與枸杞一同放入碗中，加適量的蔥末、薑末、料酒、鹽，上鍋蒸熟即可食用。

功效：即可補腦，又可調節身體疲勞。

★ 溫馨提示

增加熱量攝取與吸收的技巧

1. 加料的牛奶：在牛奶中加入綠豆、糖或適量的麥片，做成加料牛奶，其熱量和營養的含量就增加了，如果再配上麵包、餅乾等食品，就是理想的早餐。

2. 飯後的甜點：飯後吃些甜點，不僅可以增加熱量，還可以防止甜食對身體造成負擔。

3. 餐間的堅果：在吃正餐的時候，適當吃些堅果，可以提高食物熱量，並增加身體對維他命、礦物質的吸收，還可減輕疲勞。

4. 含熱量的開水：在喝開水時，加入適量的麥芽糊精，可以增加熱量的攝取。

白領補腦食譜

作為腦力勞動過多的「白領一族」，他們經常處於超負荷工作狀態，持續使用電腦，視力最易受損。所以為了讓健康長駐，必須重視自身保健。除注意心理調整、參加運動鍛鍊外，飲食調理也是很重要的一方面，尤其是要食用一些「補腦」的食物，更是極為重要。

白領補腦原則

原則一：多吃含磷脂高的食物

磷是大腦所需的「能源」之一。核桃、花生、蛋黃、蝦、牡蠣、烏賊、銀魚、青魚等食物中，都含有較高的磷脂，在日常飲食中，「白

領」一族不妨多吃一些。

原則二：多吃蛋白質高的食物

蛋白質是人體細胞的「靈魂」，蛋白質長期得不到充分供給，就會導致記憶力下降，精神萎靡，反應遲鈍。長期從事緊張腦力勞動的白領一族，應多吃如瘦肉、動物肝臟、魚蝦、奶類、蛋類、豆製品等富含蛋白質的食品，電腦操作人員尤其要多吃豆類食品。

原則三：多攝取各類維他命

含有維他命 A 的食物對眼睛非常有益，維他命 A 可以預防和治療乾眼症，對每天盯著電腦和文件的白領一族保護眼睛很有幫助。富含維他命 A 的食物包括動物肝臟、奶類、蛋類，以及紅蘿蔔、莧菜、菠菜、韭菜、青椒、紅心白薯等，水果中的橘子、杏子、柿子、甜瓜等，維他命 A 含量也頗為豐富。

含維他命 C 的食物具有增強免疫力、減少心臟病和中風、加速傷口癒合、緩解氣喘、預防感冒、延緩衰老等多種奇效。富含維他命 C 的食物主要包括各種新鮮蔬果，其中尤以青椒、小黃瓜、花椰菜、小白菜、青花菜及鮮棗、梨、橘子、柚子、草莓等含量最高。

維他命 E 對白領一族補腦也有保健功效，含維他命 E 的食物包括杏仁、花生和山核桃等。

原則四：多吃碳水化合物

進行腦力勞動時，腦細胞需要大量的氧氣和血糖。醣類會被消化分解成葡萄糖，然後成為腦力活動的能源。腦對血糖的反應極為敏感，當血糖供應不足時，腦的耗氧就會下降，輕者會感到頭暈，重者會導致休克。因此在進行腦力勞動時，要適當吃點糖，可以幫助消除

疲勞，恢復體力。

白領補腦食譜

早餐：

我們知道，早餐在一天的飲食當中有著很重要的作用，它能喚醒大腦活力，令人精力充沛地迎接一天的緊張生活。白領的「補腦」早餐可以這樣安排：

（1）紅豆粥（1 小碗）＋ 西芹豆干（100 克）

紅豆中的維他命 B 和離胺酸，在各種豆類中含量名列首位；而西芹中的維他命可以加強腦細胞蛋白質的功能，它所含的揮發油也能刺激人的整個神經系統，促進腦細胞興奮，激發人的靈感和創新意識。

（2）全麥麵包（1 片）＋ 火腿炒蛋（1 根火腿和 1 顆蛋）＋ 鮮奶（1 杯）＋ 熗拌小黃瓜（1 根）

粗雜糧中含豐富的維他命 B 群，具有保障腦部供血的作用；大豆、蛋黃內含有磷脂，有益於智力發展；脂肪則是構成人體細胞的基本成分，如果脂肪不足，人腦會出現退化。因此，早餐中不妨適當加些肉類食物；而奶類中含有豐富的鈣、磷、鐵、維他命 A、維他命 D、維他命 B 群等，是傳統的健腦食品，能夠幫助我們維護大腦的正常機能。

午餐：

上午通常是腦力勞動高度集中的時段，思維活動過程加強，細胞內物質及神經傳遞物消耗增多，新陳代謝也加快，大腦對各種營養素需求量增大。因此，午餐應適當增加些優質蛋白、不飽和脂肪酸、磷脂、維他命 A、維他命 B、維他命 C 及鐵等營養素的供給。

（1）燜大蝦（100 克）＋ 香菇菜心（50 克）＋ 紫菜豆腐湯（1 小碗）＋ 米飯（1 小碗）

　　蝦中含有豐富的脂肪酸，可為大腦提供能源，使人能夠長時間地集中精力；菌菇類食品能清除體內垃圾，保證人腦供氧充足；紫菜中含碘豐富，能緩解心理緊張，改善精神狀態。

（2）紅蘿蔔燉牛肉（100 克）＋ 清炒豌豆苗（50 克）＋ 芝麻花捲（1 ～ 2 個）

　　牛肉、豆類等食品都是蛋白質豐富的食品；紅蘿蔔可以加速大腦的新陳代謝，具有提高記憶力的作用。

晚餐：

　　經過一大的辛勞，晚餐應以安心寧神為主，調整大腦狀態，幫助人體盡快放鬆、休息，順利進入夢鄉。

（1）糖溜魚片（50 克）＋ 蒜蓉青花菜（100 克）＋ 小米粥（1 小碗）或饅頭（1/2 個）

　　魚蝦類和深水海魚，如沙丁魚、金槍魚等中，含有 DHA、EPA 等物質，均能維持腦細胞的正常機能。

（2）魚香肝尖（50 克）＋ 肉絲炒萵苣（50 克）＋ 蓮子銀耳羹（1 小碗）＋ 米飯（1/2 小碗）

　　長期處於緊張用腦的狀態下，人常常會感到氣血兩虛，所以吃一些健脾益氣的食物，如小米、蓮子等，可以補血養心、補中養神，防止夜寐多夢，幫助大腦獲得充分休息。

飲食與智商：益智食物的健康吃法

★ 溫馨提示

女性飲食四「不」

1. 不要攝取過多的脂肪。脂肪的攝取量標準應維持在總熱量的 20% ～ 25%，攝取過多就會導致脂質過氧化物增加，使活動耐力降低，影響工作效率。

2. 不可缺少維他命。維他命是維持人體生理功能的重要成分，尤其是與腦和神經代謝有關的維他命，如維他命 B1、維他命 B6 等，更不可缺乏。

3. 不可忽視礦物質。女性在月經期間，會流失很多鐵、鈣和鋅等礦物質。因此，在月經期和月經後，應多攝取一些鈣、鎂、鋅和鐵，以提高腦力勞動的效率。

4. 不要忽視胺基酸。腦力勞動需要大量的胺基酸供給，如麩胺酸、牛磺酸、天門冬胺酸等，因此平時要多吃些豆類、芝麻等胺基酸含量豐富的食品。

飲食與健美：
掌控美麗的飲食療法

★ 一分鐘營養提要：

- 吃食物，不僅要吃飽、吃好、吃健康，還要吃出美麗，某些食物的健美功效甚至超過化妝品。
- 認識和掌握我們常見的健美食品，可以使我們與美麗形影不離。

嫩膚食物面面觀

皮膚是身體的一個重要器官，需要良好的營養，美麗的皮膚展現一個人的健康狀況良好，因此平時一定要注意皮膚的保養，注意飲食。

皮膚最喜愛的食物

根據研究，皮膚護理專家為我們總結出了以下 10 種皮膚最喜愛的食物。

- 青花菜

青花菜中含有豐富的維他命 A、維他命 C 及胡蘿蔔素等營養物質，因此可以有效增強皮膚的抗損傷能力，有助於保持皮膚彈性和白皙。

- 紅蘿蔔

紅蘿蔔中含有大量的胡蘿蔔素，它有助於維持皮膚細胞組織的正常機能，減少皮膚皺紋，刺激皮膚的新陳代謝功能，保持皮膚潤澤細嫩，是皮膚非常喜愛和需要的食物。

- 牛奶

牛奶是皮膚在晚上最喜愛的食物。它可以改善皮膚的細胞活性，延緩皮膚衰老，增強皮膚對外界傷害的抵抗力，消除細小皺紋，還皮膚健康膚色。

- 大豆

大豆中含有豐富的維他命 E，它不僅可以破壞自由基的化學活性，抑制皮膚衰老，最關鍵的是，它還可以防止色素沉澱於皮膚，讓

皮膚經常保持白嫩。

- 奇異果

奇異果是消除色斑的高手，因其富含維他命 C，可抑制皮膚黑色素的生成，預防色素沉澱，保持皮膚白皙。

- 蜂蜜

蜂蜜被譽為大自然中最完美的營養食品，它含有大量容易被人體所吸收的胺基酸、維他命及醣類等，營養全面且豐富，經常食用蜂蜜，可以保持皮膚紅潤細嫩，有光澤。

- 番茄

番茄中含有大量的維他命 C，經常食用可以使面色紅潤，身體豐滿。最新研究顯示：番茄中還含有一種叫做茄紅素的物質，這種物質可以抑制一些細菌的生成，對預防某些腫瘤和皮膚病非常有效，而且常吃番茄還不易出現黑眼圈，且不易被晒傷。

- 兔肉

兔肉被日本人譽為「美容肉」，它含有人體所必需的多種營養物質，如蛋白質、脂肪、醣類及多種維他命和微量元素等，因此經常吃兔肉可以保持皮膚的健美，並能預防多種皮膚疾病。

- 豬皮

豬皮中含有豐富的生物大分子膠原蛋白，人體如果缺乏膠原蛋白，就會使上皮組織細胞儲水機制發生障礙，使皮膚乾燥而出現皺紋。而常吃豬皮可以使儲水功能低下的組織細胞得以改善，減少皺紋的出現，讓人風采長存。

- 海帶

海帶是礦物質含量豐富的鹼性食物，經常吃可以調節血液酸鹼度，防止皮膚過多分泌油脂。

嫩膚飲食原則

原則一：適量飲水

人體如果缺乏水分，就會出現皮膚乾燥，皮脂腺分泌減少，從而使皮膚失去彈性，甚至會出現皺紋。因此平時要經常飲水，每天飲水量為 1,500cc 左右。

原則二：常吃富含維他命 E 的食物

維他命 E 可以防止皮膚衰老，保持皮膚細膩潤滑。而且維他命 E 還有防止脂褐素沉澱於皮膚的作用。科學家們發現：脂褐素的生成與脂類氧化有關，而維他命 E 可以有效預防脂類氧化。

原則三：多吃含鐵的食物

皮膚光澤紅潤需要充足的血液供給，而鐵是構成血液中血紅素的主要成分之一，所以平時應多食富含鐵質的食物，如動物肝臟、蛋黃、海帶、紫菜等。

原則四：注意鹼性食物的攝取量

日常生活中所吃的魚、肉、蛋類等，都會使體內的酸性增強，當酸性物質無法及時排出體外時，就會侵蝕敏感的表皮細胞，使皮膚失去彈性。所以吃些生理鹼性食物，如蘋果、梨和蔬菜等，可以防止體內酸度過大，損傷皮膚。

嫩膚食譜

豬皮腳筋大棗湯

含優質蛋白及維他命等營養物質,適用於皮膚皺紋密集、色素沉澱、青紫淤斑及白血球下降、貧血等。

原料:豬皮 100 克,豬腳筋 20 克,大棗 15 枚

做法:

(1) 將豬皮去毛、洗淨,切塊備用;豬腳筋用清水泡軟,切段備用;大棗去核;

(2) 將三劑加清水適量,用文火燉至皮、筋爛熟後,加入適量調味料即可食用。

甜瓜芹菜汁

含維他命 A、維他命 B1、維他命 B2、維他命 C 及鐵、鈣、消化性酵素等,可以預防血管硬化、除煩安神、健美肌膚。

原料:西洋芹 100 克,香瓜 200 克,蜂蜜適量。

做法:將西洋芹洗淨,香瓜切片後,按順序放入榨汁機內榨汁;完成後加入蜂蜜調味即可。

★ 溫馨提示

護膚佳法

要保護皮膚的紅潤光澤，除了注意飲食外，還要讓皮膚避免外界的刺激，尤其是夏天的烈日和冬季的寒風，都會使皮膚變得粗糙。因而在這樣的季節裡，要適時採取防護措施，不要過於頻繁地清洗皮膚，避免接觸過酸過鹹物質，並要根據自己的皮膚選擇合適化妝品和清潔品，適當按摩。

瘦臉食物，幫你瘦臉

美眉們都希望自己擁有清瘦秀氣的臉龐，可是如果臉胖胖的怎麼辦呢？要想快速瘦臉成功，並不一定去做手術，只要在平日的飲食上注意調節就可以了。選對食物，同樣可以瘦臉。

瘦臉食物

要想瘦臉，就需要吃對食物。在食物挑選上，一般應多多注意攝取含高鉀質的食材，因為鉀能夠促進體內的新陳代謝，排除因不當飲食或生活習慣所產生的臉部腫脹問題；此外，高纖維質的食物也是小臉的好朋友。

- 菠菜

菠菜中含有豐富的鉀及維他命 A、維他命 C 等，對瘦臉很有幫助。但是要注意烹調方式，因為菠菜是相當容易流失營養的食物，一旦烹調不當，就會使裡面的維他命和鉀流失掉。

- 紅蘿蔔

紅蘿蔔中含有相當豐富的營養，雖然它的味道不怎麼樣，但瘦臉功效卻很不錯。每天早上喝一杯現榨的蜂蜜胡蘿蔔汁，既養顏又美容。

- 豆苗

綠色的豆苗菜中含有相當豐富的營養，其中當然少不了可以消除水腫的鉀，而且豆苗還可強化咀嚼效果，能夠幫助臉部運動。

- 西洋芹

西洋芹也是具有營養價值及促進口腔活動的功能，不論是烹調後食用，還是在夏天最順口、簡單地生吃，它都是十分可口又能瘦臉的食品。

- 魚乾

魚乾中都含有高優質的鉀，因此想瘦臉的朋友平時不妨多吃些。

- 柿乾

柿乾既可以當零食，也可以當作烹飪食品，乾燥及軟硬適中的特點，使柿乾成為兼具營養價值及促進口腔活動的健康食品。

瘦臉食譜

苦瓜瘦肉湯

可以消火解熱，苦瓜還有去脂的功效，可以幫助瘦臉。

原料：豬瘦肉 250 克，苦瓜 400 克，精鹽適量

做法：

（1）將洗淨苦瓜去瓤後切成塊狀，豬瘦肉也切成塊備用；

（2）在鍋中放入適量水，煮開後放入苦瓜燉煮約 20 分鐘；

(3) 可以加入豬肉塊一同燉煮，再加少許鹽，待豬肉煮透後即可
   起鍋食用。

西瓜雪泥

西瓜本身具有利尿的功效，可促進身體內水分的排出，如果再加入少量冰塊，對於去脂很有幫助。

原料：西瓜 300 克，果糖 10 克，冰塊適量

做法：將西瓜去皮後切成小塊，然後將冰塊和西瓜塊一同放入果汁機內攪打均勻，再加入果糖拌勻均勻即可。

水果沙拉

水果具有解毒、排毒、去脂等多種功效。

原料：哈密瓜 500 克，西瓜 1,000 克，蘋果 1 顆、鳳梨 500 克，香蕉 1 根，櫻桃適量，蜂蜜、蛋黃醬、沙拉醬、草莓汁適量

做法：將哈密瓜、西瓜、蘋果、鳳梨、香蕉全部切成丁，將蜂蜜和蛋黃醬攪拌均勻後倒入盤中，再加入適量的沙拉醬和水果一起拌勻，再將櫻桃放入加以點綴，最後依口味加入草莓汁即可。

★ 溫馨提示

生活中的瘦臉細節

在日常生活中，如果我們注意一些小細節，同樣可以達到瘦臉的效果。

1. 遠離菸酒，因為菸酒會破壞身體內的維他命 C，對皮膚
   彈性構成威脅；

2. 進食要細嚼慢嚥，這樣可以鍛鍊臉部的肌肉；

3. 平時要用溫水和冷水交替洗臉，促進臉部的血液循環及新陳代謝；
4. 適當喝些咖啡，可以幫助排除身體內的多餘水分；
5. 多吃薏仁，可幫助身體水分的新陳代謝；
6. 定期做肌膚保養，可以防止皮膚因失去彈性而變得鬆弛。

清爽美容茶

　　經常處於高級辦公大樓的白領們，常常會覺得皮膚已經被中央空調「調理」得越來越乾燥，當深藏不露的黑色素由於電腦輻射的刺激而「浮出水面」時，你還會覺得坐辦公室是一種享受嗎？

　　其實，辦公室白領們皮膚最大的敵人是環境的乾燥和汙染，只要能夠採取相應的防護措施，肌膚同樣可以保持最佳狀態。下面特別推薦幾款「辦公茶」，這些「茶」的原料都不貴，而且美容效果頗佳，是辦公室白領們的美容最佳選擇。

　　在中藥材店、副食品商店都可買到，上班時往自己的茶杯裡一放就 OK 了。

- 桃花祛斑茶

　　取桃花乾品 5 克，冬瓜仁 6 克，白楊樹皮 4 克，將三樣一同置於杯中，用沸水沖泡，加蓋 10 分鐘後飲用，每日可反覆沖泡 3 ～ 4 次，具有祛除黑斑、白嫩肌膚的功效。

- 紅花淨麵茶

　　取紅花、檀香各 5 克，綠茶 2 克，紅糖 30 克，然後用沸水沖泡

後，加蓋悶 5 分鐘即可飲用，每日可反覆沖泡 3～4 次，每日一劑，可以活血化淤，潤膚悅顏，會讓你的皮膚變得乾淨透亮。

- 冰糖檸檬茶

取檸檬半顆，去皮後切成片，然後榨成汁液，再依個人口味添加冰糖飲用，具有高度的美膚功能，可以使肌膚回復光澤與彈性。

- 美膚茶

取綠茶末適量，軟骨素 1 克，然後先用沸水沖泡濃綠茶一杯，再將軟骨素與茶水調和，經常飲用，可以保持肌膚美豔，使皮膚富有彈性。

- 葡萄茶

取葡萄 100 克，白糖適量，綠茶 5 克，將綠茶用沸水沖泡，葡萄與糖加冷水 60cc，與綠茶汁一起飲用，可以防止皮膚乾燥多皺，潤膚悅顏。

- 慈禧珍珠茶

取珍珠粉 1 克，綠茶適量，然後用沸水沖泡茶葉，以茶汁沖服珍珠粉，每日一次，可以潤膚、保青春、美容顏，對開始衰老的皮膚有奇效。

- 何首烏茶

取綠茶、何首烏、澤瀉、丹參適量，然後一起加水共煎，去渣飲用，每日一劑，隨意分次飲完，可以美容、降脂、減肥。

- 靈芝茶

取靈芝草 10 克，綠茶少許，然後將靈芝草切成薄片，用沸水沖泡，再加入綠茶一起飲用，可以補中益氣，增強筋骨，保持面

部青春。

★ 溫馨提示

戰「痘」的飲食建議

> 痘痘問題總會時刻困擾著我們，以下是幾種不同類型的戰「痘」
> 飲食建議：
> 1. 青春期：ω-3 脂肪酸＋鋅＋維他命 C
> 2. 壓力型：ω-3 脂肪酸＋維他命 B
> 3. 感染型：ω-3 脂肪酸＋綜合維他命礦物質（如維他命 A、
>   維他命 C 及鋅、鉻等）
> 4. 生理期型：ω-3 脂肪酸＋維他命 B

飲食美容方

飲食可以保持健康美容，下面就為您介紹幾種飲食美容的祕方。

• 經常喝水

皮膚之所以出現老化、乾燥、缺乏彈性的現象，除了缺乏蛋白質
和脂肪外，主要是由於缺乏水分。經常喝水可以促進身體內的新陳代
謝，保持皮膚的潤澤嬌嫩。有研究顯示，如果能養成每天沐浴前飲一
杯水的習慣，會收到更好的美容效果。

• 早晨吃水果

水果不僅味道鮮美，而且含有豐富的營養元素，如蛋白質、維他
命、果糖、纖維素等，因此能保持皮膚的嬌嫩光澤，而且還會對身體
產生多種保健作用。俗話說：早晨水果如金，中午水果如銀，晚上水

果如銅，所以最好養成早餐吃水果的習慣，可以產生美容和保健的雙重功效。

- 重視鹼性食物

身體內環境呈酸性，是造成皮膚粗糙的主要原因，所以平時應多吃些鹼性食品，使體內環境呈弱鹼性，對保持皮膚健美大有幫助。可多吃些如蔬菜類、水果類、豆類及馬鈴薯等食品。

- 吃生熟混合的芝麻

生芝麻中含有多種不飽和脂肪酸、亞麻油酸及蛋白質、鈣、磷、維他命等，這些都是皮膚不可或缺的營養物質。而和熟芝麻一起食用，可以使身體更好地吸收這些物質。

- 每天睡前喝杯冷開水

睡前喝杯冷開水可以幫助人體吸收充足水分，保持肌膚的彈性和韌性，並能保持皮膚一整晚都有水分可以吸收。但不要飲茶水，茶中的咖啡因會導致失眠，影響美容效果。

- 沐浴前喝杯蔬果汁

每天沐浴前，喝一杯富含葉綠素的蔬果汁，可以促進血液循環，而且蔬果汁中的大量維他命等營養物質，還可以幫助消除疲勞，改善皮膚的粗糙、無光澤現象。如果能堅持飲用，可以使膚色白皙動人。

- 適當補充維他命 A

維他命 A 對上皮細胞的代謝有良好的作用，而很多人天生膚色黑而粗糙，實際就是上皮細胞的代謝功能不好，因此，要想改善膚色，除了少吃含鹽多的食物外，還要多吃一些如小白菜、核桃、紅蘿蔔等富含維他命 A 的食物。

美容食譜

消除皺紋——蓮實美容羹

桂圓可以大補元氣，蓮子則可以補脾養胃，蜂蜜中含有膠原蛋白和酶類等物質，可刺激皮膚細胞的生長，促進新陳代謝。此羹是非常理想的美容藥膳，經常食用可以消除皺紋，白嫩肌膚。

原料：蓮子 30 克，芡實 30 克，薏仁米 50 克，桂圓肉 15 克，蜂蜜適量

做法：先將蓮子、芡實、薏仁米用清水浸泡 30 分鐘，然後再與桂圓一同放入鍋內，用文火煮至爛熟，加蜂蜜調味食用。

美容護膚——黑木耳紅棗瘦肉湯

黑木耳可涼血止血，滑腸解毒；紅棗能健脾益氣，滋潤肌膚；瘦肉益氣養血，健脾補肺，三者合用，可潔膚去斑，具有明顯的美容功效。

原料：瘦豬肉 300 克，黑木耳 30 克，紅棗 15 枚

做法：將黑木耳、紅棗浸開，洗淨，然後用文火燉開後調入瘦肉，煲至肉熟即可食用。

★ 溫馨提示

鮮橘皮巧治凍瘡

冬季是好發凍瘡的季節，但我們可以用鮮橘皮來治療，不僅簡便，而且效果頗佳。因為鮮橘皮性味辛、苦且溫，辛能散熱，苦能除燥溼，溫能通脈，因此可降低血管的通透性，另外還有消炎、抗潰瘍的作用。可以取鮮橘皮適量，加入鍋中煮沸後，趁熱將患處放在蒸汽上薰蒸，藥汁稍涼後再將藥液塗在患處約30分鐘，每天1～2次，10天左右即可治癒。

10 種食物幫你排毒

隨著環境汙染的日益加重，人們的「中毒」現象也越來越嚴重。不過，這也並不代表就沒有辦法解決，營養專家指出：只要能夠及時排除體內的有害物質及過剩營養，保持體內的清潔，保持身體健美並非難事。這裡向您推薦10種既天然又經濟的排毒食品。

• 小黃瓜

小黃瓜具有明顯的清熱解毒、生津止渴的功效，而且富含蛋白質、醣類、維他命 B2、維他命 C、維他命 E、胡蘿蔔素、菸鹼酸、鈣、磷、鐵等多種營養成分，同時小黃瓜中還含有丙醇二酸、葫蘆素、柔軟的細纖維等成分，是難得的排毒養顏食品。小黃瓜中所含的小黃瓜酸，還可以促進人體的新陳代謝，排出毒素，而且還能抑制醣類物質轉化為脂肪，對肺、胃、心、肝及排泄系統都非常有益。

- 荔枝

荔枝具有補脾益肝、生津止渴、解毒止瀉等功效，而且荔枝中還含維他命 A、維他命 B1、維他命 C 及果膠、游離胺基酸、蛋白質、鐵、磷、鈣等多種元素。現代醫學研究還證明，荔枝可以補腎，改善肝臟功能，加速毒素排除，促進細胞生成，能使皮膚細嫩白皙，是排毒養顏的理想水果。

- 木耳

木耳可以排毒解毒，清胃滌腸，和血止血，而且木耳還富含碳水化合物、膠質、腦磷脂、纖維素、葡萄糖、木糖、卵磷脂、胡蘿蔔素、維他命 B1、維他命 B2、維他命 C、蛋白質、鐵、鈣、磷等多種營養成分，被譽為「素中之葷」。木耳中所含的植物膠質具有很強的吸附力，可以將殘留在人體消化系統內的灰塵雜質集中吸附，然後再排出體外，從而產生排毒清胃的作用。

- 紅蘿蔔

紅蘿蔔有養血排毒、健脾和胃的功效，富含醣類、脂肪、揮發油、維他命 A、維他命 B1、維他命 B2、花青素、胡蘿蔔素、鈣、鐵等營養成分。紅蘿蔔是一種有效的解毒食物，不僅含有豐富的胡蘿蔔素，而且還含有大量的維他命 A 和果膠，這些物質都能與體內的汞離子結合，然後降低血液中的汞離子濃度，加速體內汞離子的排出，清除體內毒素。

- 蜂蜜

蜂蜜自古就是滋補強身、排毒養顏的佳品，富含維他命 B2、維他命 C，以及果糖、葡萄糖、麥芽糖、蔗糖、優質蛋白、鉀、鈉、鐵、

胺基酸等多種成分，對潤肺止咳、潤腸通便、排毒養顏具有顯著功效。蜂蜜中的葡萄糖和果糖都很容易被人體吸收利用，經常吃蜂蜜可以達到排出毒素、美容養顏的效果。

- 海帶

海帶中富含藻膠酸、甘露醇、蛋白質、脂肪、醣類、粗纖維、胡蘿蔔素、維他命、菸鹼酸、碘、鈣、磷、鐵等多種成分，尤其是含有豐富的碘，對人體十分有益，被人體吸收後，可以加速病變和炎症滲出物的排除，有降血壓、防止動脈硬化、促進有害物質排泄的作用。此外，海帶中還含有一種叫硫酸多醣的物質，可以吸收血管中的膽固醇，將其排出體外，使血液中的膽固醇保持正常水準。海帶的表面上還有一層略帶甜味的白色粉末，這種物質具有良好的利尿作用，可以治療藥物中毒、浮腫等症，因此海帶是理想的排毒養顏食物。

- 苦瓜

苦瓜是公認的解毒排毒、養顏美容的食品，而且富含蛋白質、醣類、粗纖維、維他命、胡蘿蔔素、鈣、鐵等成分。現代醫學研究發現，苦瓜中還存在一種具有明顯抗癌作用的活性蛋白質，這種物質可以激發體內免疫系統的防禦功能，幫助增加免疫細胞的活性，從而清除體內的毒素。

- 茶

茶中富含鐵、鈣、磷、維他命、菸鹼酸、胺基酸以及多種酶，具有醒腦提神、清利頭目、消暑解渴等多種功效。而且茶中還含有一種活性物質茶多酚，它是一種天然抗氧化劑，可清除活性氧自由基，幫助延緩衰老，排毒保健。

- 綠豆

綠豆在中醫上被作為一種中藥使用，它富含維他命 B 群、葡萄糖、蛋白質、澱粉酶、氧化酶、鐵、鈣、磷等多種成分，經常喝綠豆湯可以幫助排泄體內毒素，促進機體的新陳代謝。夏秋季節，綠豆湯是最佳的排毒養顏食品。

- 香菇

香菇可以益氣健脾，解毒潤燥，它含有麩胺酸等 18 種胺基酸，在人體必需的 8 種胺基酸中，香菇就占有 7 種，同時它還含有 30 多種酶以及葡萄糖、維他命、鐵、磷、鈣等成分。尤其值得一提的是香菇中的醣類物質，它可以提高人體的免疫力和排毒能力，抑制癌細胞生長，增強機體的抗癌能力。

排毒食譜

排毒美口 綠豆薏仁粥

綠豆和薏仁都具有利尿和改善水腫的效果，而薏仁則具有美白的功效，綠豆薏仁粥可以減少臉上斑點的產生，並幫助排除體內的毒素。

原料：綠豆 20 克，薏仁 20 克

做法：

（1）將薏仁和綠豆洗淨，然後用水浸泡隔夜；

（2）將浸泡後的水倒掉，再把綠豆和薏仁放入新的水中，用大火燒開，然後改小火煮至熟透即可。

（3）你可以根據自己的口味適當加點糖、蜂蜜或果糖，但不宜加太多，因為它們都屬於高熱量的食品。

排毒清熱——涼拌苦瓜條

苦瓜中含有苦味苷、苦味素，故有苦味，而且還含有維他命 C 及大量的奎寧等，所以具有清熱祛火的功效，經常吃苦瓜，可以清熱解毒，強體防病。

原料：苦瓜 1 顆，蒜泥 5 克，薑末、白糖、醋、麻油、味精、精鹽各適量

做法：

(1) 將苦瓜洗淨，切條，用精鹽拌勻，輕揉後再醃一下；

(2) 用冷開水洗去鹽分，瀝乾，加入醋、白糖、蒜泥、薑末等拌勻，再淋上麻油即可。

★ 溫馨提示

強力按摩可排毒

> 每天早上用絲瓜絡手套對肌膚進行按摩，可以加速血液循環和淋巴流暢通，從而使體內的有毒廢物及時排出。一般來說，你可以採用圈狀按摩手法，自下而上對全身施加按摩力，按摩方向要為肢體末端向心臟方向。如果要提升按摩的效果，還可以在按摩結束後，用一條預先用蘋果酸熱水浸泡過並擰乾的毛巾來搓擦肌膚，更能促進皮膚的排毒效果。

用食物保護頭髮

要使頭髮不發黃、焦枯、折斷，除了平時不過分焦慮、憂鬱以外，還要注意正確地洗髮，以及飲食的多樣化和營養化。為此，我們

向大家介紹幾種護髮養髮的飲食方法，讓我們的秀髮在乾燥的季節裡同樣光亮飄逸。

護髮食物面面觀

研究發現，有些人頭髮枯黃，除體力和精神過度疲勞，還因為飲食不對，結果導致頭髮受損，下面幾類食物是典型的護髮食物。

- 海藻類食物

頭髮枯黃斷裂與體內缺碘和鈣有關，而海藻類食物如海帶、紫菜等，都是富含碘和鈣的食物，經常食用可以保持頭髮彈性，使頭髮富有光澤。

- 豆製品

蛋白質是秀髮的基礎，但有些女性為了減肥，往往攝取過少的肉、蛋等高蛋白食物，因此使頭髮生長緩慢、稀少。而豆製品是既能有效補充蛋白質又不增肥的最佳選擇。

- 優酪乳

優酪乳中的豐富的蛋白質轉化為胺基酸進入血液後，會由髮根吸收變成角質蛋白，就是漂亮的頭髮了。

- 魚肉

魚肉中含有維他命 B，維他命 B 可以促進頭髮生長，使頭髮呈現自然光澤，保持頭髮的秀美亮麗。

針對頭髮選食物

不同的食物對頭髮的功效和作用也是不同的，有的食物可以延緩頭髮衰老，有的食物可以使頭髮變黑，所以，我們應該根據自己的髮質選擇不同的食物進行進補。

- 預防禿髮的食物

取黑豆 0.5 公斤，水 1 公斤，然後一起用文火熬煮，以水熬盡豆粒泡脹為度，取出後放在器皿上晾乾，再撒少許細鹽，存於瓷瓶內。每天吃 6 克，一日兩次，用溫開水送下。對早禿、斑禿、脂漏性掉髮、產後掉髮、病後掉髮等，均有較好治療作用。

- 延緩頭髮衰老的食物

取牛骨頭 100 克，加水 0.5 公斤一起用文火煮 2 小時，使牛骨髓中的類黏蛋白和骨膠原溶解在濃汁中，然後過濾濃汁，去除骨頭，冷卻後置於瓷瓶中沉澱。沉澱後的最底一層黏性物質，就是能延緩頭髮衰老的食品。每天作佐料進食，具有健髮強身之效，能有效延緩頭髮衰老。

- 烏髮食物

取適量黑豆，然後遵古法九蒸九晒，放於瓷瓶內備用，每次 6 克，每日兩次，口嚼後再用淡鹽水送用。同時每天吃一顆蛋，大核桃 2 顆，對防止白髮、少年白髮、早年白髮、頭髮枯黃都很有效，是效果極佳的烏髮食品。

- 亮髮食物

研究發現，頭髮的光亮秀美是因為甲狀腺素的作用，所以我們可以適量吃一些含碘質豐富的海藻類食物，如海帶、紫菜等，都含有毛髮營養所必需的鈣和鐵，能夠促使頭髮健康。

頭髮主要成分中的胱胺酸、甲硫胺酸等，大多存於花生、黃豆、芝麻等食物中，並且含量豐富，是頭髮的營養品；此外，牛奶、蔬菜、水果等，也都是促進頭髮秀美的天然保健食品。

護髮食譜

烏髮益血——首烏燉雞

雞可以滋陰補腎，何首烏可以促進血細胞的新生和發育，因而能使人保持容顏不老，鬚髮烏黑。

原料：何首烏 30 克，雛雞 700 克，精鹽、味精、蔥段、薑片、黃酒各適量

做法：

(1) 將雛雞宰殺，放入 60℃的熱水中燙透周身，撥淨毛，然後取出內臟，剁去嘴尖、翅尖、爪尖及屁股洗淨，入沸水中燙一下，再除去血水，撈出洗淨；再將何首烏洗淨，用紗布包好，塞入雞腹內。

(2) 將鍋洗淨，注入清水，放入整雞，加精鹽、蔥段、薑片、黃酒，用旺火燒沸，撇去沸沫後改用中火，再燉 45 分鐘，待雞肉熟爛後，用味精調味，取出雞腹內的何首烏包即可食用。

美麗烏髮——琥珀蓮子

蓮子可「主補中，養神，益氣力」、「令髮黑，不老」，桂圓肉則可以益心脾，補氣血，安神。因此此菜具有健美、烏髮、抗衰老的作用。

原料：蓮子 300 克，桂圓肉 100 克，冰糖、糖桂花各適量。

做法：

(1) 將蓮子剝去硬皮，捅去心，用溫水洗淨後放入砂鍋，加清水，先用旺火燒沸，再改為小火燉約 30 分鐘，撈出備用。

(2) 用一顆桂圓肉包一粒蓮子仁，包好後放入砂鍋內，加冰糖和

適量水燒沸，撇去浮沫，再改用小火燉至熟爛，最後倒入糖桂花即成。

黑髮長髮——家常燜帶魚

帶魚可「暖胃、補虛、澤膚」，尤其帶魚鱗中含有多種不飽和脂肪酸，對治療毛髮脫落、皮膚發炎等症有特效。常吃帶魚，可以促進肌膚光滑潤澤，長髮烏髮，面容更加靚麗。

原料：鮮帶魚 750 克，豬油、醋、麵醬、精鹽、味精、花椒、八角、蔥段、薑片、香菜、香油各適量。

做法：

(1) 將帶魚內臟、雜物洗淨，然後切成長約 5 公分的段，撒上精鹽，放入醋中醃漬 10 分鐘。

(2) 將鍋洗淨，加入少許豬油，燒至五成熱時，投入蔥段、薑片、花椒、八角，炸出香味，隨即放入麵醬炒散，再烹入醋，注入清水，放入帶魚段，用旺火燒沸，撇去浮沫，改用小火燜約 20 分鐘。待湯汁濃稠後，再加味精調味，撒入香菜段，淋入香油拌勻即可盛入盤中。

烏髮養顏——西芹拌芝麻

可平肝清熱，健脾養胃，潤五臟，烏髮養顏，補肺益氣，適用於肺腎精血不足，鬚髮早白。

原料：西芹 250 克，薑絲 10 克，黑芝麻 25 克，精鹽、味精、芝麻油各適量

做法：

(1) 將西芹洗淨後切成粗絲狀，在沸水中略燙撈出，再在冷水中冷卻；

(2) 將黑芝麻在鍋中炒香，取一碗放入西芹中，再用薑絲、黑芝麻、精鹽、味精、芝麻油拌勻即成。

★ 溫馨提示

不利於頭髮生長的食物

> 糕點、速食食品、碳酸飲料、霜淇淋等，都是年輕人喜愛的食品。但是，這類食品如果攝取過量，都會影響頭髮的正常生長，容易出現白髮。同時，吸菸過多也會影響頭髮的生長。

食物減肥有說法

我們知道，攝取脂肪或精製糖過多、便祕、新陳代謝緩慢等等，都是造成肥胖的主要原因。針對這三大原因，我們為您選擇了幾種減肥食品，這些食品的共同特點就是低脂、含糖量低，纖維素含量高，而營養豐富。以下幾種是典型的減肥食物。

• 魔芋

魔芋中含有大量的食物纖維和水分，還有一種叫做葡甘露聚糖食物纖維的礦物質。這種物質不僅不能被消化酶所分解，也不能作為熱量被利用。也就是說，魔芋幾乎是一種不含任何熱量的食品，怎麼吃都不會胖。而且食用魔芋後還會有很強的滿腹感，自然也會抑制食慾。但需要注意的是，因魔芋中的營養不全面，不可以食用過多或經常吃，否則可能會造成營養不良。

• 冬瓜

冬瓜中不含脂肪，但卻含有豐富的纖維、鈣、磷、鐵及胡蘿蔔素

等成分，有明顯的清熱解毒、滌穢除煩、祛溼利尿等作用，對熱毒癰腫、心胸煩熱、水腫脹滿、夏秋暑溼泄瀉等症有明顯的輔助療效，而且冬瓜中還含有一種叫做丙醇二酸的物質，它可以阻止體內的脂肪堆積，是預防肥胖的佳品。

- 芹菜

芹菜中的大部分成分都是水和纖維素，此外也含有部分的維他命 A 和維他命 C，並且性味清涼，具有降低血壓、血脂和減少肥胖的功效。

- 豆芽

豆芽中含脂肪和熱量都很低，但含水分和纖維素卻比較多。黃豆在生成豆芽後，其胡蘿蔔素的含量增加了 3 倍，維他命 B12 增加了 4 倍，維他命 C 增加了 4.5 倍。因此常吃豆芽不僅可以減肥，還對健康非常有益。

- 蘿蔔

蘿蔔能使人的腸道緊張度增高，從而促進蠕動，縮短食物在腸道的積存時間，便於食物代謝及廢物排出，即使不用節食也能達到減肥的功效。而且蘿蔔所含熱量較少，一公斤蘿蔔也只含 200 卡的熱量，但纖維素又較多，吃後容易讓人產生飽脹感，這些都有助於減肥。蘿蔔中含有豐富的維他命 A，但維他命 A 屬於脂溶性，因此最好將其和葷菜一起煮，以防止維他命 A 的流失。

- 鵪鶉

鵪鶉肉味美嫩鮮，是野禽中的上品，而且營養價值豐富，肉中蛋白質含量高，脂肪和膽固醇含量低，且含有多種維他命，因此是肥胖

者的理想肉食。鵪鶉肉比雞肉易於消化吸收，是老人、產婦和體弱者的最佳食品。鵪鶉蛋中也含有豐富的蛋白質、卵磷脂、多種維他命及無機鹽和微量元素等；特別是其中的蘆丁，是高血壓症、貧血及結核病等患者的食療佳品。

- 山楂

山楂中含有山楂酸、維他命 C 及黃酮等成分，有健胃消食、活血化瘀等功效。現代醫學研究還發現，山楂具有降低血壓和血脂、強心等作用，經常吃對冠心病、高血脂症等疾病均有良好的輔助治療功效。

- 洋蔥

洋蔥具有明顯的降血脂和增強纖維蛋白溶解酶活性的作用，能降低血栓形成，動脈粥樣硬化斑消失。而且洋蔥中還含前列腺素 A1，具有降血壓的功能，可以增強體力，幫助分解體內的毒素，促進血液循環，防止脂肪在體內堆積。

減肥食譜

去脂減肥——紫菜海帶湯

紫菜具有延緩衰老、降血壓、降血脂、降膽固醇等多種功效，海帶則具有消痰、軟堅、利水等作用，兩者同食，不僅營養豐富，而且減肥效果頗為明顯。

原料：紫菜 10 克，海帶 20 克，冬瓜皮 30 克，西瓜皮 50 克，鹽適量

做法：將紫菜、海帶、冬瓜皮、西瓜皮一同放入鍋中，加清水適量煮沸即可。

減肥佳品——香菇豆腐

含豐富的維他命及鈣質，可以降低體內膽固醇的含量，從而達到減肥的效果。

原料：石膏豆腐 200 克，水發香菇 70 克，青豆 100 克

做法：

(1) 將豆腐切成方形，青豆煮熟，香菇洗淨，備用；

(2) 鍋中放適量油，燒至六成熱時放豆腐，煎至兩面金黃，再加醬油、料酒、白糖、味精、鮮湯，用小火燒入味後勾芡裝盤；

(3) 鍋留底油，下入香菇、青豆煸炒，再加料酒、味精、鹽、鮮湯，入味後勾芡，淋少許香油，再放到豆腐中央即成。

降脂食譜——冬筍蒜燒鯉魚

鯉魚有利尿的功效，降脂作用優於其他魚類；而冬筍則富含纖維素，能將攝取的多餘脂肪、膽固醇透過大便排出體外；薑蒜是血液的淨化劑，可以降低血液中的膽固醇，溶解脂肪。

原料：活鯉魚 500 克，冬筍 100 克，大蒜 50 克，生薑 15 克、鹽、玉米油、醬油適量

做法：

(1) 將活鯉魚剖去內臟、鰓和鱗，用玉米油炸成金黃色；

(2) 冬筍切片，大蒜切片，生薑切粒，然後與炸魚同燒，再加醬油 10 克，燒勻即成。

★ 溫馨提示

有益熬夜的食物

1. 用蘋果、紅蘿蔔、菠菜和芹菜切成小塊後，加入牛奶、蜂蜜、少許冰塊，一起用果汁機打碎後製成營養完全而且豐富的蔬果汁。
2. 用香蕉、木瓜和優酪乳放在一起打碎而製成的營養豐富且能補充許多身體所需的能量的果汁。
3. 用2顆奇異果、4顆柳丁、1顆檸檬所組成的新鮮果汁中，含有豐富的維他命C，不僅可以補充體能，還具有美容作用。
4. 將1根新鮮小黃瓜與半升豆漿、3片薄荷，一同打碎攪拌後製成清涼的小黃瓜汁，可以消除疲勞，解除困乏。

怎樣吃水果才美麗

水果向來是美膚纖體的得力助手，既可食用，又可外敷，尤其是夏天，喝上一杯新鮮的水果汁，清涼解渴，消暑養顏，實在是不可多得的美容佳品。那麼，哪些水果才是最有人氣的水果呢？這裡就把它們彙集起來，大家一起來做水果美人。

• 木瓜

木瓜具有美白、豐胸等多種美容功效，既可生食，也可熟食。但如果你想利用木瓜來豐胸，最好是選擇熟食，可以用鮮木瓜燉湯，或者是食用加入蜂蜜的蒸木瓜，都是不錯的選擇。

- 奇異果

奇異果中含有非常豐富的維他命、果膠及果酸等，能夠給皮膚補充營養，幫助預防黑斑，使皮膚更加白皙細膩。此外，奇異果還可以降低膽固醇，幫助消化，是健康美顏的理想佳果。

- 檸檬

檸檬中因含豐富的維他命 C，因此具有強烈的美容功效，可以有效抑制黑斑，美白肌膚，還可以緊致肌膚，使皮膚保持光潔潤滑。同時，檸檬還具有顯著的減肥功效。

- 葡萄柚

葡萄柚中富含維他命 C 及大量的抗氧化元素，而且葡萄柚所含的熱量非常低，每顆大約只含 60 卡的熱量，因此也是減肥的好幫手。如果每餐都能吃上半顆葡萄柚，很快你就會看到減肥效果。除了直接食用外，還可將其榨成果汁，果汁的減肥和美容效果也是頗令人滿意的。

- 香蕉

香蕉具有潤腸通便的功效，如果能夠堅持每天吃 1 ～ 2 根香蕉，不僅可以保持正常的排便，排出體內毒素，還可使皮膚光澤亮麗，煥發青春容顏。用香蕉和蜂蜜調製的面膜，也同樣具有美白的功效。

- 草莓

草莓中富含維他命 C，經常吃草莓可以能使皮膚細膩而有彈性。不僅如此，草莓中所含有的活性物質還具有較高的防癌抗癌功效。

- 蘋果

蘋果是保健功能和美容功能都非常出色的一種水果，經常吃蘋果

可以幫助我們排出腸道中的鉛、汞、錳、鈹等有害物質，而且如果堅持每天吃蘋果，還可以使肌膚紅潤有光澤。

- 枇杷

枇杷中富含蛋白質、果酸、維他命、胡蘿蔔素等，具有明視的作用，可以讓你的眼睛熠熠生輝。此外，枇杷還可保持肌膚健康。如果用棉花棒沾少許枇杷汁塗在臉部斑點處，堅持下去還能淡化斑點。

- 火龍果

熱烈的火龍果也是一種營養十分豐富的水果，而且熱量很低，纖維含量很多，因此深得減肥中人的喜愛。

- 櫻桃

櫻桃也可以使皮膚紅潤嫩白，並且能消除黑斑。此外，櫻桃的含鐵量很豐富，因此具有促進血紅素再生的功能，可以防治缺鐵性貧血。

水果健美三餐

活力早餐

芒果蘆薈優酪乳

蘆薈具有神奇的消炎、鎮定、修復作用，芒果中富含的胡蘿蔔素，能夠活化細胞，促進新陳代謝，防止皮膚粗糙乾澀。同時使用，可以消炎、排毒，同時能活化細胞，促進代謝。

原料：芒果一顆，蘆薈一片，優酪乳一小瓶，蜂蜜適量

做法：

（1）將芒果去皮、去核後，留果肉備用；

（2）將蘆薈撕去表皮，將透明果肉放入果汁機中，加入芒果、優

酪乳、蜂蜜，打成果汁即可。

酪梨牛奶

酪梨的熱量雖高，但它含有的脂肪卻是對身體有好處的單元不飽和脂肪酸和必需的脂肪酸，也因此酪梨所含的脂溶性維他命比其他水果更容易被身體吸收。而這些維他命也正是美容、抗老化的聖品，再加上柔滑濃郁的牛奶口感，當成早餐是最適合不過的了。

原料：酪梨 1/4 顆，牛奶一杯，蜂蜜適量

做法：

（1）將酪梨去皮、去籽後，取 1/4 放入果汁機中榨成汁液；

（2）放入牛奶、蜂蜜，啟動果汁機打勻即可裝杯飲用。

健康午餐

蔬果瘦身湯

以番茄等蔬果作為湯底的湯品，可以散發出蔬果本身的原味，喝一口可以讓人舒暢到底了，而且還可以美麗、瘦身。

原料：大番茄 3 顆，洋蔥 1 顆，西洋芹 1 根，紅蘿蔔 1 條，胡椒、鹽各少許

做法：

（1）將各種蔬果洗淨，番茄、洋蔥各切成 1/4，西洋芹、紅蘿蔔切段，備用；

（2）將水煮沸，先將洋蔥、紅蘿蔔、西洋芹放入燉煮，略軟化後再放入番茄，約半小時後熄火，再灑上少許胡椒、鹽，即可起鍋。

涼拌青蘋果雞肉絲

青蘋果的熱量要比紅蘋果低，很適合做成沙拉。雞絲選擇低脂的

雞胸肉，熱量也比較低，再配上由沙拉醬和番茄醬調和而成的千島沙拉醬，不僅味道鮮美，還是減肥養顏的佳品呢！

原料：生雞胸肉 500 克，青蘋果 1 顆，低脂千島沙拉醬少許

做法：

(1) 將雞胸肉切細絲，放入鍋中煮沸，熟後即可撈起，放涼備用；

(2) 青蘋果削皮後切成丁塊，擺盤，上頭擺上雞絲，再淋上沙拉醬即可。

幸福晚餐

青木瓜蛤蜊湯

清爽無油，對促進胸部發育有幫助，而且還可以清涼退火。

原料：青木瓜 1 顆，蛤蜊 20 顆，薑絲、鹽各適量

做法：

(1) 先將蛤蜊泡水一夜，使其吐出沙泥；青木瓜對半剖開，去籽、削皮後，切成大塊；

(2) 在鍋中將水煮沸，放入青木瓜塊，煮至略呈透明時，放入蛤蜊；

(3) 蛤蜊張開後即可熄火，再放入適量的薑絲和鹽，即可起鍋。

海味香瓜盅

富含豐富的蛋白質和維他命，可以促進血液循環，幫助消化，預防口乾舌燥等，更能保持水嚙嚙的肌膚。

原料：香瓜 1 顆，蘋果 1/2 顆，草蝦仁 4 尾，小型鮮干貝 4 顆，蟹肉棒 1 條，低脂沙拉醬少許

做法：

(1) 將香瓜去皮、去蒂後從開口處取出中間的籽，清空內部，使之成為一個容器；

(2) 將蝦仁、干貝入沸水燙熟，放涼；蟹肉棒撕成絲狀，備用；

(3) 將蘋果去皮後切成小丁，與處理好的海鮮一起用沙拉醬拌勻，然後將拌好的海鮮裝回香瓜盅內，即可食用。

★ 溫馨提示

用水果和牛奶打造美麗

將水果和牛奶混合，製成果汁牛奶，既美味又對身體有益。果汁牛奶的製作方法：選擇一種或幾種自己喜歡的水果榨成濃汁，再與牛奶混合即可。比如：香蕉牛奶，即將香蕉去皮、切塊後，放入果汁機裡，加入適量蜂蜜和牛奶一起打勻，濾到杯中即可。香蕉中含蛋白質和多種維他命，牛奶則可以補充鈣質，飲後對改善肌膚效果明顯。又如：番茄牛奶，即將番茄兩顆、紅蘿蔔 100 克，切成小塊後放入果汁機裡，再加入牛奶、果糖一起打勻，濾出即可，這款果汁牛奶中含有蛋白質、鈣及多種維他命等，具有健腦、強身和美容的功效。

飲食與養生：
延年益壽的進食原則

★ 一分鐘營養提要：

- 吃對食物可以養生，延年益壽。
- 黑色食品是延年益壽食物中的佼佼者。

10 種超級食物吃出長壽

想長壽嗎？那麼選擇正確的食品是健康的不二法門！吃食物，不僅要吃飽、吃巧，更重要的是要吃得精，吃出長壽。在這裡，我們給您介紹 10 種具有養生功效的超級食物，這些食物中大多都含有抗老防氧化成分，而且它們都是低熱量高營養的健康食品，能有效預防心臟病和糖尿病等病症的發生。

- 蔥屬植物

大蒜、蔥、洋蔥及其他蔥類植物，都含有一種特殊的辛辣成分，這種物質可以刺激人體生成穀胱甘肽。而穀胱甘肽是肝臟中最有效的抗氧化劑，可以幫助肝臟提高解毒能力，排解致癌物質，讓人健康長壽。

- 豆類

各種豆類，如黑豆、扁豆、綠豆、豌豆、黃豆等，都含有纖維、維他命 B 及各種礦物質等，這些物質可以幫助人體降低膽固醇，穩定血糖，抵抗心臟病、肥胖症的發生，並能緩和及減少罹癌的風險。

- 大麥

大麥中含大量的可溶性和不可溶性纖維。可溶性纖維能夠幫助身體對脂肪、膽固醇和碳水化合物進行新陳代謝，並可降低膽固醇，減少患冠心病及糖尿病的風險；而不可溶性纖維則有助於消化系統的健康，並能有效預防癌症。

- 蕎麥

蕎麥中所含的蛋白質比大麥、小麥及小米等食物中都要多，而且其中高量的胺基酸還能有效降低膽固醇，控制血糖；其中的類黃酮對

血液循環和心臟健康也大有幫助，被稱為是理想的補血食品。

- 藍莓

藍莓中富含果膠，它能夠降低膽固醇，預防心腦血管疾病，降低患癌症的機會；同時藍莓還擁有超高的維他命 C，可以有助於維護健康皮膚，減少年老帶來的皮膚下垂現象發生。

- 蜂蜜

蜂蜜是傳統的延壽佳品，具有補中益氣、安五臟、除百病、解百毒的功效，它含有葡萄糖、多種維他命及無機鹽等成分，對老年咳嗽、便祕、氣喘、高血壓、冠心病及腸胃疾病都有輔助醫療作用。

- 堅果

堅果是食物的果仁和果種，它們中含有大量抗氧化劑和抗炎症元素，可保持心臟健康，還有抗癌功效。

- 芝麻

芝麻有黑芝麻和白芝麻之分，但性能和營養功效基本相同。芝麻中含有不飽和的脂肪酸、卵磷脂、蛋白質等，而芝麻油中主要是油酸、亞麻酸及甘油酸，因此具有補血、潤腸、烏髮等多種功效，是滋養強身的佳品，對老年動脈硬化、神經衰弱、高血壓及氣喘等病症，都有良好的輔助治療作用。

- 豆芽

豆芽中含有高量、集中的酶，這些酶能使豆芽比成熟的豆類更易被人體消化。另外，豆芽還含有豐富的抗氧化劑，可延緩衰老。

- 茶

綠茶或紅茶中的多種營養成分，都可以維持免疫系統正常運作，

有助於預防癌症和骨質疏鬆症的發生，同時還能降低中風危險，促進心血管健康。

長壽食譜

【桂薑粥】

原料：桂枝 3 錢，生薑 4 片，甘草 1 錢，紅棗 4 錢，粳米 100 克

做法：

(1) 先將桂枝、生薑、甘草、紅棗洗淨，然後煎取藥汁，去渣；

(2) 將粳米淘洗乾淨，加水煮成粥，待粥熟時再加入藥汁，一同煮成稀粥即可食用。

功效：治療老年初期風寒感冒。

【四神湯】

原料：蓮子，薏仁，茯苓，山藥，芡實各 40 克，豬腸 500 克

做法：將蓮子、薏仁、芡實先洗淨用水泡約 2 小時，再與茯苓、山藥、豬腸一起燉煮成湯。

功效：可以健脾補腎，抗老延年，促進食慾及腸胃吸收功能，對老年經常性腹瀉、疲倦氣虛者非常適用。

【益智魚湯】

原料：天麻 10 克，川芎 15 克，枸杞 10 克，魚肉 250 克，薑、蔥、米酒、鹽少許

做法：

(1) 將已切片的天麻、川芎與魚肉、枸杞一起放入砂鍋中，加入 500cc 的水，用大火煮 10 分鐘；

(2) 將煮好的湯加入米酒、蔥、薑片等，再用小火煮 30 分鐘，

最後放入鹽調味即可。

功效：增加腦循環，預防老年失智，有鎮靜安眠、增加腦循環、增強記憶力的功效。

【大蔥生薑湯】

原料：蔥白一根，茶葉、生薑適量

做法：先將大蔥蔥白拍扁切細，放入鍋內，加 1,000cc 開水，用大火燒開，再放入適量茶葉，加入生薑適量，煮開後 5 分鐘趁熱飲用。

功效：對風寒型感冒引起的鼻塞、輕微頭痛等有效。

★ 溫馨提示

吃辣椒的建議

> 很多人喜歡吃辣椒，但吃得可能並不正確。因此我們建議；吃辣椒最好多吃一些使用天然、少過度加工的辣椒製品，如生辣椒、剝皮辣椒等，盡量少吃辣椒醬、辣豆瓣醬等高鹽分的加工品。如果無法接受辣椒的辣味，可以服用辣椒膠囊食品來代替，但如果有胃炎、腸炎或心臟疼痛等病症，最好少吃辣椒製品及辣椒膠囊。

弱鹼性食物有益於長壽

誰都想長生不老，否則古代的皇帝們也就不會費盡心思去尋找長生不老的藥物了。但是遺憾的是，世界上並沒有什麼仙丹。不過，想要長壽倒是有辦法，營養專家認為：鹼性食物有益於長壽。

飲食與養生：延年益壽的進食原則

在高加索地區，有許多聞名於世的長壽村，那裡的人常常能活到 130 歲甚至 140 歲。但是，那裡卻沒有什麼特別好的食物或長生不老的藥物供人享用，唯一不同的就是他們的飲水呈微鹼性，pH 值為 7.2～7.4，與人的血液 pH 幾乎相同。正是這微鹼性的水，使這些長壽者的血管保持著柔軟和不硬化，也使他們的血壓偏低，脈搏正常。所以，如果我們想要健康長壽的話，最好也經常食用一些弱鹼性的食物。

在我們身邊，呈弱鹼性的食物主要包括：豆腐、豌豆、大豆、綠豆、蓮藕、洋蔥、茄子、南瓜、小黃瓜、蘑菇、油菜、芹菜、地瓜、蘿蔔、牛奶等；而呈鹼性的食物主要包括：菠菜、白菜、高麗菜、生菜、海帶、紅蘿蔔、竹筍、馬鈴薯、柑橘類水果、西瓜、草莓、葡萄、香蕉、板栗、柿子、咖啡及葡萄酒等。

有些食物吃起來很酸，於是人們便認為它們屬於酸性食物，比如番茄、山楂等，實際並非如此，這些食物恰恰是典型的鹼性食物。

那麼，哪些食物屬於酸性或弱酸性的食物呢？除了各種畜禽肉類外，常見的酸性食物還包括：蛋黃、牡蠣、鰻魚、章魚、白米、麵條、麵包等。

弱鹼性食物食譜

【蜜地瓜】

原料：紅心地瓜 500 克，紅棗、蜂蜜各 100 克，冰糖 50 克，植物油 500 克

做法：

（1）將地瓜洗淨，去皮，先切成長方塊，再分別削成鴿蛋形；紅

棗洗淨後去核，切成碎末；

(2) 將炒鍋上火，放油燒熱，然後下地瓜炸熟，撈出瀝油；

(3) 炒鍋去油後置於旺火上，加入清水 250 克，放冰糖熬化，再
放入過油的地瓜，煮至汁黏，調入蜂蜜，撒入紅棗末拌勻，
再煮 5 分鐘即可。

功效：可祛病強身，促進消化，防止便祕。

【健胃蘿蔔湯】

原料：豬肚 1 個，雞腿肉 250 克，白蘿蔔 300 克，紅蘿蔔 50 克，
酸菜 100 克，蘿蔔葉、蔥絲、薑末、花椒各少許，鹽、清湯適量

做法：

(1) 將豬肚用鹽洗淨，然後切成小塊，放入沸水鍋內焯一下，撈
出備用；

(2) 將紅蘿蔔、蘿蔔葉和雞肉都切成 3 公分的丁狀，用滾水燙
過；酸菜洗淨，瀝乾後切絲；

(3) 將豬肚、雞肉、薑末、蔥花、花椒、清湯一同放入鍋內，用
慢火煮 30 分鐘，然後再放入酸菜和鹽，用中火煮 15 分鐘，
再放入蘿蔔葉即成。

功效：健脾開胃，補中益氣。

喝咖啡的宜忌

咖啡中含有咖啡因，它可以刺激腦部的中樞神經系統，延長腦部清醒的時間，使大腦思路清晰、敏銳。但是，咖啡因也會刺激心臟，並刺激胃液的分泌和腸道的蠕動，因此很多人喝咖啡後馬上會有便意，所以心臟病患者及胃腸疾病患者不宜飲用咖啡。

帶「色」食物保健康

也許你不太注意食物的顏色，但實際上，每種顏色的食物都有它們各自的「一技之長」，也都有它們各自的保健作用。

- 紅色食品

紅色食品包括紅辣椒、番茄、紅蘿蔔、莧菜、洋蔥、紅棗、地瓜、山楂、蘋果、草莓、紅米等，這類食物對健體強身都有特效。如果你的體質較弱，容易感冒，那麼這些食品都可以幫你。如紅辣椒，它天生就具有促進人體巨噬細胞活力的功能，而巨噬細胞是感冒病毒等致病微生物的「殺手」，活力增強了，感冒病毒當然就難以存活了。再如紅蘿蔔，它所含的胡蘿蔔素可在體內轉化為維他命 A，從而發揮保護人體上皮組織的作用，經常吃可以增強人體抗禦感冒的能力。

- 紫色食品

紫色食品包括黑莓、茄子、李子、紫葡萄、黑胡椒粉等，這類食物中都含有花青素，具有強力的抗血管硬化作用，可預防心臟病發作

和血栓形成引起的腦中風。

- 黃色食物

黃色食物如柑橘類水果、黃豆、杏等，它們的優勢在於富含兩種維他命：一種是維他命 A，另一種是維他命 D。維他命 A 可以保護胃腸黏膜，從而防止胃炎、胃潰瘍等疾病的發生；而維他命 D 則可以促進身體對鈣、磷兩種礦物元素的吸收，從而收到壯骨強筋的功效，對於兒童佝僂病、青少年近視、中老年骨質疏鬆症等常見病，都有一定的預防功效。

- 綠色食物

綠色食物包括各種綠色蔬果，如菠菜、高麗菜、油菜、奇異果等。綠色蔬果中含有豐富的葉酸，而葉酸已被英美等國優生學家證實為防止胎兒神經管畸形（如無腦、脊柱分裂等）的「靈丹」之一。同時，葉酸還是心臟的新殺手——同型半胱胺酸的「剋星」，它可以有效地清除血液中過多的同型半胱胺酸，從而產生保護心臟的作用。

- 黑色食物

黑色食物包括紫菜、黑米、烏骨雞、黑木耳、海帶等，這些食品在日本非常暢銷，因為這類食品具有很多優勢，如來自天然，所含有害成分極少，而且營養成分齊全，可明顯減少動脈硬化、冠心病、腦中風等嚴重疾病的發生機率。此外，它們還具有獨特的防病本領，比如黑木耳可以防治尿路結石，烏骨雞能有效調理女性月經等。

- 白色食物

白色食物包括冬瓜、甜瓜、竹筍、花椰菜、嫩莖萵苣等，雖說白色食物在總營養價值方面排名最後，但它也有自己的獨特之處，經常

食用白色食品可以對調節視覺與安定情緒有一定作用，對於高血壓、心臟病患者益處也頗多。

有色食物組合食譜

【番茄拌小黃瓜】

原料：新鮮番茄 2 顆，嫩小黃瓜 2 根，麻醬、精鹽、白糖、蒜泥、味精各適量

做法：

(1) 將小黃瓜、番茄分別洗淨，小黃瓜拍碎，番茄去皮後切成小塊，然後與小黃瓜一起放在盤中，加入精鹽、蒜泥、白糖、味精拌勻；

(2) 將麻醬用少許冷開水調稀，然後淋在拌好的小黃瓜和番茄上，拌勻即可。

功效：紅綠相彰，色澤美觀，味道甜酸適口。

【五色水果煲】

原料：荸薺 200 克，蘋果 1 顆，香蕉 1 根，紫葡萄和紅草莓各適量

做法：將荸薺削皮，蘋果削皮切片，香蕉去皮切段，然後一起放入煲中，加適量冰糖，少許水，用文火煮 5～8 分鐘即可，再加入幾粒紫葡萄和紅草莓點綴，即可食用。

功效：此煲味道清甜略酸，口感爽滑，而且顏色鮮豔，營養豐富。

【五色養生蔬菜湯】

原料：白蘿蔔 1/4 根，白蘿蔔葉 1/4 叢，紅蘿蔔 1/2 根，大牛蒡 1/4 根，香菇 1 枚

做法：將幾種蔬菜連皮切成大塊，一同放入鍋內，加入菜量 3 倍的水，用大火煮沸後，改小火煮 1 小時。

功效：五色蔬菜湯可利尿消毒，而且顏色鮮豔，含多種營養元素，可以增進食慾，補充人體所需的多種營養。

★ 溫馨提示

適合冬天吃的水果

> 冬季氣候乾燥，人常常感到鼻部和咽部乾燥不適，這時如果能吃些生津止渴、潤喉去燥的水果，可以讓人清爽舒適。比如梨，它可以生津止渴、止咳化痰、清熱降火、養血生肌，而且還具有降低血壓、清熱鎮靜的功效。此外，蘋果、香蕉、山楂等，也都是非常適合在冬季吃的水果，具有生津止渴、理氣開胃、清熱潤腸、降低血脂、增強和調解心肌功能等多種功效。

膳食纖維，健康有保障

現代人已經習慣吃各種高熱量、高脂肪、高膽固醇的食品了，這就使得我們常常無法及時補充足量的蔬菜和堅果類食品，導致身體對膳食纖維素的攝取不足，出現胃腸道的消化和代謝機能紊亂。一些腦力勞動者還因為沒有足夠的體力活動，又進食大量的營養食物，結果使身體無法正常代謝，出現新陳代謝失調症。因此，代謝失調、肥胖的人們，想要保持健康，拒絕肥胖、高血壓、高膽固醇等，就要適當補充膳食纖維。

膳食纖維又稱食物纖維，是植物性食物中含有的不能被人體吸

收、消化和酶分解利用的碳水化合物，它共分兩種，一種叫做可溶性纖維，能溶於水，並易在水中形成凝膠體，主要存在於燕麥、豆類、水果、海藻類和某些蔬菜中；另一種是不可溶性纖維，主要存在於全穀物製品如麥麩、蔬菜和堅果中。膳食纖維雖然沒有營養功能，但卻是人體健康所必要的物質，是平衡膳食結構的必要的營養素之一，因此被營養學家列於傳統六大營養素之後的「第七營養素」。

膳食纖維主要功能

那麼，膳食纖維對人體都有哪些好處呢？

- **降糖**

膳食纖維進入胃腸後，就如同海綿一樣，吸水膨脹，並呈現凝膠狀，從而增加食物的黏滯性，延緩食物中葡萄糖的吸收，並增加飽腹感，減少人體對糖的吸收，預防餐後血糖急劇上升。同時，可溶性纖維吸水後，還會在小腸的黏膜表面形成一層「隔離層」，阻礙腸道對葡萄糖的吸收，使多餘的葡萄糖隨大便排出體外，產生預防糖尿病的作用。

- **降脂**

膽固醇是一種血液中的脂肪類物質，會增加患冠心病和結石症的危險。而膳食纖維在進入人體後，可以減少腸道對膽固醇的吸收，促進膽汁的排泄，降低血液中的膽固醇平均值，預防冠心病和結石等病症的發生。

- **清毒排廢**

膳食纖維可以吸水膨脹，使腸內容物的體積增大，使大便變軟變鬆，這樣就可以協助人體清除腸道內的有毒物質，產生潤便、治便祕

和痔瘡與及時排除體內有害毒素的作用。

- 解毒防痛

膳食纖維可以促進腸道蠕動，這樣就縮短了許多毒素，如腸道分解產生的酚、氨等及細菌、亞硝胺等致癌物在腸道中的滯留時間，減少腸道對毒物的吸收，從而降低毒素對人體的傷害，預防癌症的發生。

- 防治心腦血管病

研究發現：膳食纖維可以增強人體內膽固醇的代謝率。因為膳食纖維可以吸附由肝臟分泌入腸腔內的膽汁酸，促進膽汁酸隨糞便排出體外，降低腸對膽汁酸的吸收量，從而阻礙膽固醇的腸肝循環，使膽固醇的吸收率下降，使血清膽固醇的平均值也隨之下降。

- 增強抗病能力

膳食纖維可以提高吞噬細胞的活動，從而增強人體的免疫功能，有利於防止感染及其他疾病。

含膳食纖維的主要食物

我們常吃的主食主要包括穀類、肉類、蔬果類及豆類等，其中含膳食纖維較多的主食主要是穀類，如稻米、小麥、蕎麥、燕麥及玉米等，尤其是燕麥和玉米，纖維的含量更高些；動物類食品中主要含有肌纖維，其中纖維含量較高的是牛肉；蔬果類及豆類中也含有較高的纖維量。

- 米穀類

米穀類食物不僅能供給人體細胞運行所必需的熱量和部分蛋白質，還可以提供以維他命 B 群為主的各種維他命，同時還含有多種

纖維素，因此具有促進腸胃蠕動、增加腸道正常細菌數目、幫助食物消化吸收的功能。對於便祕的人來說，每天適量吃些粗纖維含量比稻米、小麥還高的麩穀類，如燕麥、玉米等，對身體健康更有幫助。

- 蔬果類

在植物類食物中，含膳食纖維較多的包括菌藻類（海帶）、芝麻及豆類等。蔬菜中含纖維量較高的主要有蒜苗、金針花、苦瓜、韭菜、冬筍、菠菜、芹菜、絲瓜、藕、嫩莖萵苣等；瓜果類食物中主要包括紅棗、柿子、葡萄、鴨梨、蘋果、香蕉等。

- 根莖類

根莖類食品中含膳食纖維比較多的主要包括山芋、芋頭、山藥等，而且它們還含有豐富的胡蘿蔔素、維他命等，營養價值會更高。

膳食纖維食譜

【玉米清湯】

原料：甜玉米梗 2 條，黃豆芽 100 克，紅蘿蔔 1 條

做法：先將甜玉米去粒留梗、紅蘿蔔切塊、黃豆芽洗淨，然後一起放入鍋內，用慢火熬煮 1 小時即可。

功效：含豐富的膳食纖維，可以排毒通便、降脂降壓。

【冬筍三黃雞】

原料：鮮冬筍 250 克，三黃雞 500 克，精鹽、雞粉、薑片、蔥段、水澱粉、精煉油、雞湯、雞油各適量

做法：

（1）先將冬筍洗淨切片，焯水至熟漂冷，三黃雞切成片，備用；

（2）鍋上灶，放入少許精煉油燒熱，再加入薑、蔥爆香，然後下

雞湯、雞片、冬筍片，再依次調入精鹽、雞粉，待熟後用少許水澱粉勾芡收汁即成。

功效：冬筍味甘性寒，含膳食纖維、高蛋白等，因此具有促進消化和消脂減肥的作用。

【山藥魚片湯】

原料：魚肉 250 克，山藥 20 克，海帶絲、豆腐、調味料等適量

做法：

（1）將魚肉切片，山藥研成粉末；

（2）鍋中加水，放入海帶絲和山藥粉，煮開後再放入豆腐塊和魚片及適量鹽一同煮熟，然後再加入蔥花、胡椒粉等調味即可。

功效：健脾益胃、滋補強身，適用於脾胃虛弱、消化不良、病後無力等症。

★ 溫馨提示

果凍的營養功效

在各類休閒食品中，果凍可以說是一種低熱量高膳食纖維的健康食品。果凍不僅外觀晶瑩、色澤鮮豔，而且口感軟滑、清甜滋潤，因此深受大家的喜愛。果凍的生產原料主要是白糖、卡拉膠、甘露膠及一些人體所需的礦物質等，而卡拉膠、甘露膠都是天然植物多醣，因此富含水溶性膳食纖維，對人體健康有好處。

食物降「三高」

高血壓、高血脂、高血糖已經成為現代人的「三高」症狀，嚴重威脅著我們的健康。實際上，只要在日常生活中做個有心人，注意飲食調節，利用食物來降低「三高」，這不失為一個一舉多得的明智之舉。

降血壓

- 水果類

(1) 白果，它含有銀杏二酚，這種物質就能顯著降低血壓；

(2) 佛手中含有香柑內脂，也可降血壓；

(3) 柿子中富含鞣質，能有效抑制血管收縮肽轉化酶的活性，從而降低血壓；

(4) 山楂可降低血液中的膽固醇和三酸甘油脂含量，還可擴張周邊血管，產生降壓功效；

- 蔬菜類

(1) 薺菜可以擴張血管，從而產生降壓的功效；

(2) 芹菜中含有芹菜素，有明顯的降壓作用；

(3) 蓮子心中含甲基蓮心鹼，它可以擴張血管平滑肌，降低血管阻力，也有明顯的降壓作用。

(4) 肉桂可以擴張周邊血管，從而降低血壓。

- 海鮮類

(1) 海蜇可以幫助擴張血管，從而降低血壓；

(2) 孔雀蛤（淡菜）的提取液可使血壓急劇下降，之後緩慢恢復；

（3）昆布中含有褐藻胺酸、牛磺酸等，也都有降壓作用。

降血脂

- 水果類

（1）胡桃肉中所含的磷脂具有乳化作用，可以促進體內膽固醇代謝功能而達到降低血脂的目的；

（2）奇異果也可產生降血脂的功效；

（3）酸棗肉浸膏及果肉都能明顯降低血液中的總膽固醇、低密度脂蛋白，提升高密度脂蛋白，從而預防血脂升高。

◆ 蔬菜類

（1）蘆筍可以明顯抑制血膽固醇、三酸甘油脂和低密度脂蛋白的生成，對高血脂症有一定的輔助治療作用。

（2）香菇中含多醣、普林等，可抑制膽固醇的合成，促進膽固醇分解，抑制膽固醇吸收，刺激膽固醇排泄，因此可以顯著降低血漿中膽固醇及三酸甘油脂的平均值。

（3）銀耳中所含的多醣可降低血膽固醇、三酸甘油脂等，並可防止人攝取過多的高膽固醇，從而達到降低血脂的目的。

- 海鮮類

（1）海參的提取液可降低血膽固醇；

（2）海帶多醣能明顯抑制膽固醇、三酸甘油脂含量，從而提升高密度脂蛋白及減少動脈粥樣硬化斑塊。

降血糖

- 水果類

（1）薏仁中含有多醣類物質，因此可顯著降低血糖；

(2) 荔枝除營養豐富外，還有很多藥用功能，其中最明顯的一個功能就是降血糖；

(3) 香蕉有輔助降血糖、降血壓、清熱解毒、潤腸緩瀉等作用；

(4) 甘蔗中含多醣，因此可降低血膽固醇及血糖。

- 蔬菜類

(1) 山藥對糖尿病有很好的預防及治療作用，並可明顯對抗腎上腺素及葡萄糖所引起的血糖升高，從而降低血糖；

(2) 苦瓜可以刺激 B 細胞分泌胰島素，因此可降低血糖，並延緩糖尿病繼發白內障的發生；

(3) 辣椒中含有辣椒素，能干擾腸內的葡萄糖吸收，降低血糖；

(4) 水芹對血糖有降低及預防作用，並能使葡萄糖耐量恢復正常；

(5) 大蒜油可以抑制含巰基基因的酶活性，與內源性膽固醇合成減少，從而降低血膽固醇及三酸甘油脂；而大蒜榨汁則可降低血糖，並增加胰島素平均值；

(6) 魔芋粉可以降低血膽固醇、低密度脂蛋白等，而魔芋食品則能使血糖、糖化血紅素明顯下降；

(7) 黑芝麻的提取物可降血糖，並能增加肝糖原及肌糖原含量。

◆ 海鮮類

(1) 紫菜中含有多醣，故能降低血膽固醇、三酸甘油脂含量，且有一定的降血糖功效。

(2) 文蛤水煎液能明顯降低血糖；

降「三高」食譜

【脆爆海帶】

原料：水發海帶 100 克，麵粉 20 克，植物油 300 克，香油、醬油，鹽、糖、醋、黃酒、蒜泥、水澱粉各適量

做法：

(1) 將水發海帶切成斜角塊狀，用麵粉掛糊後放入油鍋中炸至糊略乾，撈出後待油再熱時，復放入炸至金黃後撈出；

(2) 鍋中留油少許，再燒熱，倒入由醬油、蒜泥、鹽、糖、醋、黃酒等調好的汁，燒開後淋上水澱粉，勾成芡，再將海帶倒入鍋內芡汁中，顛翻幾下即可出鍋，再淋上香油即成。

功效：具有明顯的降壓功效。

【冬筍蒜燒鯉魚】

原料：鯉魚 500 克，冬筍 100 克，大蒜 50 克，生薑 8 克，醬油 10 克

做法：將鯉魚剖去內臟、鰓和鱗，放入鍋內，用玉米油炸成金黃色；冬筍、大蒜切片，生薑切粒，與炸魚同燒，再加醬油炒勻即成。

功效：鯉魚有利尿的功效，降脂作用優於其他魚類；冬筍中富含纖維素，能將攝取的多餘脂肪、膽固醇透過大便排出體外；薑和蒜都是血液的淨化劑，因此也可以降低血液中的膽固醇，溶解脂肪，所以此菜具有降脂功效。

【醋泡洋蔥】

原料：洋蔥一個，食醋 5 湯匙

做法：將洋蔥剝去外皮，切成薄片，放入微波爐裡加熱大約 3 分鐘，再將洋蔥放到容器裡，加入 5 人匙食用醋，然後放入冰箱，次日

即可食用。

功效：每天早餐用醋泡洋蔥佐餐，可有效降低血糖，並使體重減輕。

★ 溫馨提示

常喝蜂蜜可降血壓

鈉在人體內積存過多，就會導致血壓升高。蜂蜜中含有大量的鉀元素，鉀離子進入人體後有排鈉的功效，可以產生維持血液中電解質平衡的作用。所以患有高血壓、高血脂、心臟病及動脈硬化的老年人，經常吃蜂蜜能產生保護血管、通便降壓的作用。

好食物增強免疫力

我們知道，免疫系統在維持機體正常生理功能的調節過程中有著重要的作用。通常來說，透過飲食是可以提高機體免疫力的，而與免疫有關的機能性食品，主要是指那些能增強機體對疾病的抵抗力、抗感染、抗腫瘤以及維持自身生理平衡的食品。

• 水

人體最重要的成分是什麼？是柔柔軟軟的水。在嬰幼兒的體表，水分所占的比重要比成年人更多，而且水分易流失，所以平時更要多補充水分。水分充沛，新陳代謝旺盛，免疫力自然增強。

• 大蒜

大蒜具有抗菌消炎、抗傳染等多種功效，而且可以保護肝臟，

調節血糖，保護心血管的正常進行，並能抵抗高血脂和動脈硬化的發生，提高機體免疫力。營養學專家還發現，大蒜的提取液成分具有抗腫瘤的作用，建議每日生吃大蒜 3 ～ 5 克，可以有效提高免疫力。

- 黃豆、牛奶

黃豆和牛奶都是高蛋白食品，牛奶中的酪蛋白和卵白蛋白有增強呼吸道和內臟器官抗感染的功效，可以防止病毒和細菌黏到呼吸道上；而黃豆中的大豆蛋白容易被人體消化、吸收和利用，它和乳蛋白同樣可以構成體內的抗體，從而提高免疫功能，促進機體健康。

- 韭菜

韭菜中含有豐富的營養成分，如蛋白質、醣類、脂肪、核黃素、胡蘿蔔素、維他命 C、硫化物、鈣、磷、鐵和揮發油等，此外還含有大量的粗纖維。研究顯示，韭菜不僅有消炎、殺菌、興奮的功效，其中所含的維他命 C 和胡蘿蔔素還具有防癌、抗癌的作用，並且韭菜中所含的揮發性酶還能啟動巨噬細胞，預防癌細胞復發或轉移。韭菜裡所含的粗纖維較多，而且相對堅韌，這些物質不易被胃腸消化吸收，因此能增加糞便體積，促進腸蠕動，防治便祕。

- 蘆薈

蘆薈屬於百合科多年生草本植物，它與大蒜、洋蔥、野百合一樣，都生長在炎熱和乾燥的地帶，因此具有極強的生命力。蘆薈的主要功能是可以清熱排毒、緩瀉、消炎抗菌，並能增強免疫功能，而且對護胃保肝和護膚美容也有一定的作用。

- 蜂膠

蜂膠能提高人體巨噬細胞吞噬病毒、細菌的能力，使機體免疫處

於動態平衡的最佳狀態，它被人們稱為「天然的免疫增強劑」。

- 黑木耳

黑木耳中含有多醣體，是一種非常好的免疫促進劑，能顯著提高人體的免疫及抗癌能力，而且木耳浸膏對腹腔巨噬細胞的吞噬反應還有非常顯著的促進作用，能提高人體血淋巴細胞的活性。

- 人參

人參可以大補元氣，固脫生津，安神。因此，它對於勞傷虛損、厭食、倦怠及虛咳氣喘等症具有明顯的改善效果。而且人參的提取物可以增強免疫細胞的活性，小劑量的人參還能使網狀內皮細胞的吞噬作用增強。在動物實驗中也發現，人參能促進抗體和補體的生成，促進淋巴細胞轉化。

增強免疫力食譜

【當歸生薑羊肉湯】

原料：羊肉 500 克，當歸 50 克，黃芪 30 克，生薑 5 片

做法：將羊肉切塊，與當歸、黃芪、生薑一同燉湯，再加適量的鹽及調味品，吃肉飲湯。

功效：益氣養血，提高免疫力。

【百合燉烏骨雞】

原料：烏骨雞 750 克，百合 30 克，排骨 400 克，板藍根 50 克，金銀花 25 克，杭菊 20 克，料酒、薑片、鹽適量

做法：

（1）將排骨洗淨、切塊，放入滾水中汆燙約 3 分鐘，撈出後洗淨，再重新放回鍋中；加入 2,000 克清水，並放入薑片及板

藍根、金銀花、杭菊等，以大火煮滾後，再轉小火燉煮約 1
小時，瀝出渣滓，留湯汁備用；

(2) 將烏骨雞洗淨、切小塊，然後加入鍋中，並加入料酒、百
合，移入砂鍋中，以小火燉約 2 小時，取出，再加入調味
料即可。

功效：此菜具有解毒清熱、平喘消痰的功效，對乾咳、咽喉燥痛
等有舒緩作用，平日食用還可滋陰潤肺，增強體力。

【蓮子百合紅豆粥】

原料：蓮子 50 克，百合 20 克，紅豆 100 克，白米 250 克，冰糖
150 克，椰漿 1/2 杯

做法：

(1) 蓮子、百合均洗淨；紅豆洗淨，泡入溫水中至略微脹大，然
後移入蒸鍋內蒸約 1 小時，取出備用；

(2) 將白米洗淨，放入 250cc 清水及百合、蓮子，並移入電鍋
中，外鍋加入 50cc 水煮至開關跳起，取出；再加入蒸熟的
紅豆、椰漿及冰糖，再續煮至冰糖溶化即可。

功效：紅豆有清心養神、健脾益腎的功效，再加入蓮子、百
合，更有固精益氣、止血、強健筋骨等作用，可以提升內臟活力，增
強體力。

★ 溫馨提示

老年人的飲食特點

> 老年人平時要少量多餐，保證營養供給，從而彌補消化吸收能力下降的缺陷。除了一日三餐保證營養外，還要在上下午適當進食一些點心、水果等，最好能將一天的食物分五次吃，既能保證營養需求，又可減輕腸胃負擔。

補腎多吃「黑」

前面我們已經介紹了黑色食物的營養作用，實際上黑色食物還有一點非常有效的保健功效，那就是可以產生補腎的作用，尤其在冬天，天氣寒冷，人容易腎虛，多吃點黑色食物對身體更有好處。

那麼，都有哪些黑色食物具有補腎的功效呢？

• 黑豆

黑豆味甘性平，具有補腎強身、活血解毒的功效，尤其適合腎虛者食用。而且黑豆還可製成豆漿、豆腐等製品，也可以作為腎虛者的食療佳品。如果出現腎虛所致的腰痠背痛等，可將黑豆 50 克和狗肉 500 克一起煮爛，調味後食用。

• 栗子

栗子性味甘溫，可以養胃健脾、補腎強筋、活血止血，而且栗子還是碳水化合物含量較多的乾果食品，可以提供較多的熱量，在冬天食用可以體抵禦寒冷，增強機體免疫力。栗子中含有豐富的不飽和脂肪酸、菸鹼酸、維他命 B2 及胡蘿蔔素等多種營養物質，對高血壓、

冠心病等心腦血管疾病及骨質疏鬆症具有食療作用。

- 黑米

黑米性味甘溫,可以補氣養血、暖胃健脾、滋陰補腎,對脾胃虛弱、體虛乏力、貧血失血、心悸氣短、早洩滑精等病症具有輔助治療功效。而且黑米還含有豐富的蛋白質、脂肪、澱粉及多種維他命、鈣、磷、鐵等礦物質和天然黑色素,是穀類食物中的佼佼者。

- 黑芝麻

黑芝麻性味甘平,具有滋養肝腎、養血除燥的功效,尤其適合因肝腎不足導致的掉髮、鬚髮早白、皮膚乾燥、大便祕結的中老年人食用。黑芝麻中也含有多種營養物質,如蛋白質、脂肪、維他命 E、維他命 B 群及鈣、磷、鐵等微量元素,可以延緩衰老,長保健康。

- 黑木耳

黑木耳性平味甘,可以涼血益氣、補腎強身,滋陰潤肺,黑木耳中含有多種營養物質,如蛋白質、胡蘿蔔素、維他命 E 及各種鐵、鋅等微量元素,因此還可以降低機體的老化程度,延年益壽。

- 黑棗

黑棗性溫味甘,可以促進新陳代謝,補腎益肝。黑棗中含有豐富的維他命與礦物質,如可以保護眼睛的維他命 A,幫助身體代謝的維他命 B 群和各種鈣、鐵、鎂、鉀等礦物質。除此之外,黑棗最大的營養價值還在於它含有豐富的膳食纖維與果膠,可以幫助消化和軟便。

增強免疫力食譜

【芹菜黑棗】

原料:芹菜 500 克,黑棗 250 克

做法：將黑棗洗淨去核，與芹菜段同煮成湯飲用。

功效：此方可以補肝益腎、降壓降脂，對腎虛及高血脂症者有較好的輔助治療作用。

【首烏黑豆烏骨雞湯】

原料：何首烏 15 克，黑豆 50 克，大棗 9 枚，烏骨雞 1 隻，黃酒、蔥段、薑片、食鹽、味精各適量

做法：

（1）將烏骨雞去毛去內臟，將何首烏、黑豆、大棗分別用清水洗淨，置於雞腹內；

（2）將雞放入鍋內，加適量清水，並加入黃酒、蔥段、薑片及食鹽，用大火燒沸後再改用小火煨至雞肉熟爛，然後加入少許蔥花、味精調味即可。

功效：可以滋陰血、補肝腎、降血脂，對肝腎不足、陰血虧虛有輔助治療功效。

【木耳豆腐湯】

原料：黑木耳 25 克，豆腐 200 克，雞湯 1 碗，鹽適量

做法：

（1）先將黑木耳泡發後洗淨，將豆腐切成片；

（2）將豆腐與黑木耳一同加入雞湯內，同燉 10 分鐘，再加適量鹽燉片刻即可食用。

功效：黑木耳及豆腐均為健康食品，可滋陰補腎，解毒消腫。

★ 溫馨提示

7 種調味料延年益壽

也許你很難相信調味料可以延年益壽這個事實，但據美國 ABC
電視臺的報導顯示，有 7 種調味料對人體健康有益，可以產生
延年益壽的功效。它們分別是：大蒜、迷迭香、百里香、薑、
薑黃、茴香和肉桂。

飲食與養生：延年益壽的進食原則

飲食與疾病：
對抗疾病的膳食調理

★ 一分鐘營養提要：

- 人們可以針對自己潛在的疾病來設計健康的飲食療法。
- 越來越多的疾病困擾著人們，要防治疾病，不僅僅靠藥物，食物同樣可以做到。

高血壓病的飲食治療

高血壓是最常見的心血管疾病之一，不僅患病率高，且會引起嚴重的心、腦、腎併發症，也是冠心病、中風的主要危險因素。高血壓的發生原因與遺傳、膳食、鉀的攝取以及身體的肥胖有密切的關係。一般來說，高血壓患病率溫帶地區高於熱帶與副熱帶地區，沿海地區高於內陸地區，並隨年齡增長而升高，35 歲以後上升幅度較大。性別差異不明顯，在青年時期男性患病率高於女性，但到了中年以後，女性患病率又稍高於男性。

高血壓患者的飲食原則

• 控制熱量的攝取

高血壓患者減少熱量的攝取，可使臨床症狀如呼吸困難得到改善。提倡吃複合醣類，如澱粉、中筋麵粉、玉米、小米、燕麥等植物纖維較多的食物，促進腸道蠕動。有利於膽固醇的排泄；少進食葡萄糖、果糖及蔗糖，這類糖屬於單醣，易引起血脂升高。

• 限制脂肪的攝取

高血壓患者的膳食中應限制動物脂肪的攝取，烹調時，多採用植物油，膽固醇限制在每日 300 毫克以下。可多吃一些魚，海魚含有不飽和脂肪酸，能使膽固醇氧化，從而降低血漿膽固醇，還可延長血小板的凝聚，抑制血栓形成，預防中風，還含有較多的亞油酸，對增加微血管的彈性，預防血管破裂，防止高血壓併發症有一定作用。

• 適量攝取蛋白質

以往強調低蛋白飲食，但目前認為，除併發慢性腎功能不全者

外，一般不必嚴格限制蛋白質的攝取量。高血壓病人每日蛋白質的量為每公斤體重 1 克為宜，例如：60 公斤體重的人，每日應吃 60 克蛋白質。其中植物蛋白應占 50%，最好用大豆蛋白，大豆蛋白雖無降壓作用，但能防止中風的發生，可能與大豆蛋白中胺基酸的組成有關。每週還應吃 2 ～ 3 次魚類蛋白質，可改善血管彈性和通透性，增加尿、鈉排出，從而降低血壓。平時還應多注意吃含酪胺酸豐富的食物，如脫脂奶、優酪乳、奶豆腐、海魚等，如果高血壓併發腎功不全時，應限制蛋白質的攝取。

- 增加鉀、鈣的攝取量

多吃含鉀、鈣豐富而含鈉低的食品，如馬鈴薯、芋頭、茄子、海帶、嫩莖萵苣、冬瓜、西瓜等，因鉀鹽能促使膽固醇的排泄，增加血管彈性，有利尿作用，有利於改善心肌收縮能力。含鈣豐富的食品如牛奶、優酪乳、芝麻醬、蝦米、綠色蔬菜等，對心血管有保護作用。選用含鎂豐富的食品，如綠巢蔬菜、小米、蕎麥麵、豆類及豆製品，鎂鹽透過舒張血管達到降壓作用。

- 限制鈉鹽的攝取量

膳食宜清淡。適當的減少鈉鹽的攝取有助於降低血壓，減少體內的鈉水瀦留。每日食鹽的攝取量應在 5 克以下或醬油 10cc，可在菜餚烹調好後再放入鹽或醬油，以達到調味的目的。也可以先炒好菜，再蘸鹽或醬油食用。在注意減少鈉鹽的同時，應注意食物中的含鈉量，例如素麵含鈉較多。蒸饅頭時，避免用鹼，應改用酵母發麵。可用食鹽代用品如無鹽醬油等，都有利於高血壓病患者。

- 多吃綠色蔬菜和新鮮水果

有利於心肌代謝，改善心肌功能和血液循環，促使膽固醇的排泄，防止高血壓病的發展。少吃肉湯類，因為肉湯中含氮浸出物增加，能夠促進體內尿酸增多，加重心、肝、腎的負擔。

- 忌食用興奮神經系統的食物

如酒、濃茶咖啡等，吸菸者應戒菸。

高血壓患者的食療方

驗方一

鮮芹菜 500 克，蜂蜜 50cc。將芹菜搗爛榨汁，加入蜂蜜。每次服 1/3，每日 3 次，服時微微加溫，或常以芹菜佐食亦可。

驗方二

綠豆 100 克，大蒜 50 瓣。將兩者放在一起煎湯，加入冰糖適量。一日數次食完，療程不限。

驗方三

海蜇 120 克，荸薺 360 克。將海蜇洗淨，將荸薺洗淨連皮用，加水 1,000cc，熬取 250cc。空腹一頓服完，或分 2 次早晚服食，食用湯和海蜇，荸薺吃否均可。

驗方四

海帶 30 克，草決明 15 克。將海帶上的鹽分洗掉，用清水浸泡 2 個小時，連湯放入砂鍋，再加草決明。煎 1 小時以上。飲湯，海帶可吃。輕者一日 1 劑，重者一日 2 劑。

★ 溫馨提示

> 有一個問題需要提醒讀者注意，如果不用血壓計測量血壓，是不能確診的。因為早期高血壓常無任何症狀，即使發展到一定時間後出現頭痛、眩暈、氣急、疲勞、心悸、耳鳴等各種症狀，也不是很明顯，因此，人們需要定期檢查身體，對於有高血壓家庭史的族群或飲食不健康的族群更要定期到醫院體檢。

動脈硬化的飲食治療

　　動脈硬化性疾病是已開發國家人口死亡的主要原因。飲食因素是主要的相關因素。流行病學也顯示，居民的飲食組成不同會影響其發生率。因此，飲食調養是預防動脈硬化的主要措施。

動脈硬化患者的飲食原則

• 保持身體熱量平衡

　　攝取的熱量必須與消耗的能量相平衡，最好把這種平衡保持在標準體重範圍內。如果超重，不僅要減少熱量攝取，還應該增強體力活動，加強能量消耗。不食或少食奶油、糖果或酸味飲料，少吃甜食，少吃精製糖，多吃原型食物，少吃精緻澱粉。這樣可以改善消化能力，降低熱量攝取，也減少了腸道對脂肪和膽固醇的吸收。

• 控制脂肪的攝取

　　重點減少食物中動物脂肪和蛋白質，每次進食都要嚴格控制肉類食物。因為即使是最瘦的肉也含 10 ～ 20% 的動物脂肪，應該從食用肉中消除多餘的脂肪，把脂肪攝取量減少到最低限度。不要吃雞皮，

因為雞皮所含脂肪比例高。一星期內吃豬、牛肉不超過 3 次，其他時間最好是雞或魚（不包括水生貝殼類），因為這些所含的飽和脂肪酸少於豬、牛等肉類。

- 少吃油煎、炸類食物

對肉或魚最好燒、烤或烘，不要用油煎或炸。因為燒、烤、烘能從肉中清除掉相當數量的人體不需要的脂肪。

- 降低膽固醇的攝取量

每日不超過三顆蛋黃（包括其他食物），水生貝殼類（龍蝦、小蝦、牡蠣）每月最好僅吃 2 ～ 3 次，少吃肝、腎和其他內臟，因為，內臟中含有大量的膽固醇和脂肪。

- 少用或不用蛋黃醬拌沙拉

最好用醋或醬油等，多用植物油烹飪，少用動物油和奶油烹調。

- 限制上述飲食亦不會缺乏營養

蔬菜、水果和各類食物中含有大量碳水化合物可以向人體提供熱量。也就是說，各類食品以及黑麥麵包、糙米、蠶豆、豌豆、紅蘿蔔、綠葉蔬菜和新鮮水果、桃子、梨、蘋果（最好帶皮），含有人體所需要的全部營養成分。在不提高血液膽固醇的情況下，供給人所需要的全部熱量。

- 飲食要定時、定量

吃飯要定時，兩頓飯之間不要加餐，如果非吃不可的話，可吃些蘋果、生紅蘿蔔、餅乾或其他不提供脂肪含量的食品。

- 飲咖啡、茶和含咖啡因的飲料要適當

這些飲料刺激大腦、心臟和循環系統，而且刺激胃酸分泌，

使人感覺飢餓。口渴時最好喝天然果汁，無咖啡因的咖啡、脫脂牛奶和水。

動脈硬化患者的食療方

驗方一

何首烏、粳米、紅棗適量。將何首烏煎濃取汁，去渣，用粳米、紅棗同入砂鍋內煮粥，粥成放入紅糖或冰糖即可，再共同煮沸。早晚溫服。本法具有補血氣、益肝氣的作用。方中何首烏能延緩動脈硬化形成，並能阻止脂質在血液內滯留或滲透到動脈壁上，它的主要功能是降低血中的膽固醇。

驗方二

玉米粉 60 克，黃豆粉 10 克。先將水煮欲沸，然後加入二粉和煮成粥。一次溫服，每日三次。有益氣和中、益肺寧心、開胃下氣、利尿利膽、降血壓、降血脂作用。

驗方三

豆腐 200 克，黑木耳 25 克，植物油 25 克，溼澱粉 15 克。將黑木耳洗淨浸泡發脹，炒鍋內放清水 1,000cc，澆沸，將豆腐塊放入鍋中，燒沸後撈起，備用；倒出鍋內水，燒熱後，放入植物油，待油熟後，投入黑木耳，煸炒幾下，放入適量食鹽及清湯，燒沸後，用溼澱粉勾上稀芡，再倒入豆腐後調味即可食用。具有健脾升清、降低血脂、抗動脈硬化和血栓形成的功效。

★ 溫馨提示

> 對動脈硬化的治療主要是針對容易引起的因素而治，達到防患
> 於未然的效果。一旦發生，目前尚沒有切實的根治辦法，相對
> 而言，中藥中的活血化瘀類藥物有較好的療效。

冠心病的食療方法

　　冠心病一詞是冠狀動脈粥樣硬化性心臟病的簡稱，是嚴重危害人
們健康的常見病。冠心病多發生在 40 歲以後，男性多於女性，腦力
勞動者發生率較高。冠心病患者一般無異常體徵。心絞痛發作時常有
心率增快、血壓升高、表情焦慮、皮膚冷或出汗，有時有異常心音。
養成良好的飲食習慣對預防冠心病及其併發症的發生是十分重要的，
實驗證明，採用健康的飲食可顯著降低冠心病的發生率。

冠心病患者的飲食原則

- **平衡身體的熱量攝取量，維持正常的體重**

　　糖在總熱量中的比例應控制在 60% ～ 70%。宜多吃些粗糧，以
增加複雜的醣類、纖維素、維他命的含量。單醣及雙醣等應適當控
制，尤其是高血脂症和肥胖者更應注意。

- **限制脂肪**

　　脂肪的攝取應限制在總熱量的 30% 以下，以植物脂肪為主。適
當的吃些瘦肉、家禽、魚類。科學家們研究發現，海魚的脂肪中含有
多元不飽和脂肪酸，它能夠影響人體脂質代謝，降低血清膽固醇、血
清三酸甘油脂、低密度脂蛋白和極低密度脂蛋白，從而保護心血管，

預防冠心病。由此可見，多吃海魚有益於冠心病的防治。膳食中應控制膽固醇的攝取，膽固醇的攝取量每天應少於 300 毫克，一顆蛋中的膽固醇接近於 300 毫克，當患有冠心病時，應控制蛋的攝取，應每日半顆蛋或每兩日一顆蛋，不可一日吃數顆蛋。要限制動物的內臟、腦等。

- **攝取適量的蛋白質**

蛋白質是維持心臟必需的營養物質，能夠增強抵抗力，但攝取過多的蛋白質對冠心病不利。因蛋白質不易消化，能夠加快新陳代謝，增加心臟的負擔。有學者觀察，攝取過多的動物性蛋白，反而會增加冠心病的發生率，所以蛋白質應適量。每日食物中蛋白質的含量以每公斤體重不超過 1 克為宜，應選用牛奶、優酪乳、魚類和豆製品，對防治冠心病有利。

- **飲食宜清淡、低鹽**

對併發高血壓者尤為重要，食鹽的攝取量每天控制在 5 克以下，可隨季節活動量適當增減。例如：夏季出汗較多，戶外活動多，可適當增加鹽的攝取量；冬季時，出汗少，活動量相應減少，應控制鹽的攝取。

- **要多吃一些保護性食品**

研究人員發現大蒜和洋蔥含有精油，這是防治動脈粥樣硬化的有效成分。精油是一種含硫化合物的混合物，主要是烯丙基二硫化物和二烯丙二硫化物。如果按每公斤體重 1 克的標準吃生大蒜，或者每公斤體重 2 克的標準吃生洋蔥，就可以產生預防冠心病的作用。因此，可適量吃一些如洋蔥、大蒜、紫花、苜蓿、木耳、海帶、香菇、紫菜

等食品。

- 適量飲茶可防治冠心病

茶葉具有抗凝血和促進纖維蛋白溶解的作用。茶葉中的茶多酚，可改善微血管壁的滲透性，能有效增強心肌和血管壁的彈性和抵抗力，減輕動脈粥樣硬化的程度。茶葉中的咖啡因和茶鹼，可直接興奮心臟，擴張冠狀動脈，增強心肌功能。

- 供給充足的維他命、無機鹽和微量元素

膳食中應注意多吃含鎂、鉻、鋅、鈣、硒元素的食品。

含鎂豐富的食品有小米、玉米、豆類及豆製品、枸杞、桂圓等。鎂可以影響血脂代謝和血栓形成，促進纖維蛋白溶解，抑制凝血或對血小板產生穩定作用，防止血小板凝聚。

含鉻豐富的食品，如酵母、牛肉、肝、全穀類、乾酪、紅糖等。鉻能夠增加膽固醇的分解和排泄。動物實驗證明，微量鉻可以預防動脈粥樣硬化的形成，降低膽固醇。

含鋅較多的食品有肉、牡蠣、蛋、奶。科學家認為鋅銅比值會影響血清膽固醇的含量。

含鈣豐富的食品有奶類、豆製品、海鮮如蝦米等，近年的研究顯示，膳食中的鈣含量增加，可預防高血壓及高脂膳食引起的高膽固醇血症。當增加鎂的攝取時，上述症狀可得到緩解，甚至消除。提高人們在鈣的攝取量時，也就增加鎂的攝取量。

含硒較多的食物有牡蠣、鮮貝、蝦米、海蝦、巴魚等。補硒能夠抗動脈粥樣硬化、降低全血黏度、血漿黏度，增加冠脈血流量，減少心肌的損傷程度。

多吃蔬菜和水果有益於心臟。蔬菜和水果是人類飲食中不可缺少

的食物，含有豐富的維他命 C、無機鹽、纖維素和果膠。凡綠色蔬菜或黃色蔬果中含有較多的胡蘿蔔素，它具有抗氧化的作用，維他命 C 能夠影響心肌代謝，增加血管韌性，使血管彈性增加，大劑量維他命 C 可使膽固醇氧化為膽酸而排出體外。奇異果、柑橘、檸檬和紫皮茄子含有豐富維他命 C，應多吃含維他命 C 較多的食品。

- 忌於酒和高脂肪、高膽固醇食物

冠心病患者應當戒菸，減少飲酒量，當併發高血脂症時，應避免飲酒。並應忌用或少用全脂奶類、奶油、蛋黃、肥肉、肝、內臟、鮮奶油、動物油、椰子油。

冠心病患者的食療方

驗方一

荷葉 5 張，瘦肉 250 克，醬油 25 克，稻米 250 克。把荷葉洗淨切成 10 塊（如是乾葉可先用開水浸軟再用）；將肉切成厚片，加入醬油、適量精鹽、澱粉、食用油少許拌勻；將稻米磨成粗沙狀（米粉），再將拌好的肉片和米粉用荷葉包成長形，放入蒸籠中蒸約 30 分鐘即可出鍋，食用。

驗方二

山楂肉 30 克，香橙 2 枚，澱粉 10 克，白糖 60 克。將山楂肉加兩碗水，在瓦鍋內煮，用紗布過濾，留汁備用；香橙搗爛，用紗布濾取橙汁；將兩汁調勻，在鐵鍋內煮沸，加入白糖，待溶化後用和好的澱粉汁勾芡成糊狀即可食用。

驗方三

黑木耳 15 克，豆腐 60 克，蔥、蒜各 15 克，花椒 1 克，辣椒 3

克，芥花油適量。將鍋燒熱，下芥花油，燒至六成熱時，下豆腐，煮十幾分鐘，再下木耳翻炒，最後下辣椒、花椒、蔥、蒜等調味料，炒勻即成。

★ 溫馨提示

目前的醫學技術還無法根治冠心病，冠心病以防為主，以治為輔。治療方面藥物治療和非藥物治療同樣重要。急性發作時，不妨使用西藥控制；發作不嚴重或緩解期最好用中藥治療，目前中藥治療冠心病的經驗已經相當豐富並且成熟。

罹患冠心病後仍然安享晚年的人比比皆是，所以，千萬不要產生懼怕心理，情緒緊張本身就是冠心病的誘發因素之一。

膽囊炎和膽結石的飲食治療

膽道中的常見病是膽囊炎和膽結石。膽囊炎的病因有膽囊口梗阻，胰液逆流和細菌感染等，在亞洲寄生蟲和細菌感染是急性膽囊炎發作的重要原因。膽結石是指膽囊或膽管發生結石的疾病，膽結石分為膽固醇結石（常見於高脂肪、高蛋白質飲食的族群）、膽紅素結石（常見於高碳水化合物、低蛋白飲食的族群），以及混合型結石。

膽囊炎和膽結石患者的飲食原則

• 供給豐富的維他命

食物纖維能促進膽鹽排泄，提高膽固醇吸收，降低血脂，促使膽固醇代謝正常，降低膽結石形成的可能性。食物纖維還可促使排便通暢，減少毒害廢物在腸道的停留時間，減少膽囊炎的發作。為了避免

刺激膽囊，減少疼痛，不要吃粗纖維食物，多吃些富含果膠（可溶性纖維素）的食物。

- **大量飲水**

有利膽汁稀釋，每日可飲入 1,500 ～ 2,000cc。

- **少量多餐**

一次進食少量少可減輕消化系統負擔，用餐次數多可反覆刺激膽囊收縮，促進膽汁排出，保持膽道通暢，有利於膽道內炎性物質引流，促使病痛緩解。

- **飲食禁忌**

忌用刺激性食物和酒類。合理烹調，宜採用煮、軟燒、滷、蒸、餘、燴、燉、燜等烹調方法，忌用溜、炸、煎等。高溫油脂中，含有丙烯醛等裂解產物，會刺激膽道，引起膽道痙攣急性發作。忌食產氣食物，如牛奶、洋蔥、蒜苗、蘿蔔及黃豆等。食物溫度適當，過冷過熱食物，都不利於膽汁排出。

膽囊炎和膽結石患者的食療方

驗方一

早餐：豆漿加糖，二米粥，糖包，醬菜。午餐：米飯，砂鍋豆腐（瘦肉、蝦米，香菇、豆腐），拌菠菜。晚餐：千層蒸餅，醬牛肉豆干，熬白菜粉條。此方亦可以當作正常人預防餐食用。

驗方二

冬瓜皮 60 ～ 90 克（鮮皮加倍）。加水煎濃。一日 2 ～ 3 次飲服，有利於大小便，消水腫，散熱排毒。

驗方三

　　鯉魚 1 條，赤小豆 120 克，陳皮 6 克。將這些材料一起用水煮爛食之。作用在於行水消腫，解毒排毒。此方適用於慢性膽囊炎。

★ 溫馨提示

> 有膽結石時，粗纖維食物會促進腸蠕動，使膽囊更覺得疼痛，所以不要吃含纖維素多的水果和蔬菜，也不要吃涼拌菜或生水果，無論結石發作與否，都不應吃含膽固醇多的食物；應多吃含維他命 A 和維他命 C 的食物，以保護肝臟。

肝硬化的飲食治療

　　我國以病毒性肝炎所致的肝硬化為主，國外多見於酒精中毒所致。酒精中毒性肝硬變，大多數由長期飲酒，每日 80cc 以上，達 10 年以上，乙醇及其代謝產物的毒性作用而發展為肝硬化。代謝性疾病如肝豆狀核變性（銅沉積）、血色病（鐵質沉積）也會引起肝硬化，營養障礙時，如慢性肝炎，長期食物中缺乏蛋白質、維他命、抗脂肪肝物質等也會引起肝硬變。

肝硬化患者的飲食原則

* 合理應用蛋白質

　　肝臟是蛋白的合成的場所，每天由肝臟合成白蛋白 11 ～ 14 克。當肝硬化時，肝臟就不能很好地合成蛋白質了。這時就需要合理安排蛋白質的攝取，防止肝性腦病的發生。可以選擇由多種來源的蛋白質食物。為了使病人較好地適應，可以吃以酪蛋白為基礎的飲食，

把乳酪摻到適量的雞、魚、瘦肉、蛋中，每天都要有一點以平衡蛋白膳食。

- 供給適量的脂肪

有的病人患肝硬化後，害怕吃脂肪，其實脂肪不宜限制過嚴。因肝硬化時胰腺功能不全，膽鹽分泌減少，淋巴管或肝門充血等原因有近半數的肝硬化患者出現脂肪痢，對脂肪吸收不良。當出現上述症狀時，應控制脂肪量。但如果患者沒有上述症狀時，並能適應食物中的脂肪，為了增加熱量，脂肪不易限制過嚴。若為膽汁性肝硬化則採用低脂肪、低膽固醇膳食。

- 供給充足的碳水化合物

碳水化合物的充足能使體內充分的儲備肝糖原，防止毒素對肝細胞損害，每天可吃澱粉類食物 350 克～ 450 克。

- 限制膳食中的水與鈉

當有水腫或輕度腹水的病人應給予低鹽飲食，每日攝取的鹽量不超過 3 克；嚴重水腫時宜用無鹽飲食，鈉應限制在 500 毫克左右。禁食含鈉較多的食物，例如蒸饅頭時不要用鹼，可改用鮮酵母發麵，或吃無鹽麵包。素麵中含鈉較多，不宜吃。其次，各種鹹菜和醬菜鈉含量也非常多，肝硬化患者應絕對限制。同時調味品中味精以麩胺酸鈉為主，會加重肝臟對水鈉代謝的負擔。現在，市場上方便各類顧客，還供應各種低鈉鹽、低鈉醬油和無鹽醬油。在烹調菜餚時，要特別注意烹調方法，否則反而加重鈉的攝取，例如有人在做魚、肉時習慣於先用鹽或醬油浸泡，然後再用水沖掉表面的鹹味，雖然吃起來不鹹，但是過多的鈉離子已遠遠超標了。做各種菜餚時，先不放鹽或醬油，

當把菜炒熟時最後放鹽或醬油，或者炒熟後再放醋、醬油、鹽吃。這樣既有味道，又限制了鈉鹽的攝取。其他含鈉較高的食品，如海鮮、火腿、皮蛋、肉鬆等也應嚴格控制。每日進水量應限制在 1,000 ～ 1,500cc。

- 多吃含鋅、鎂豐富的食物

肝硬化的病人普遍血鋅水準較低，尿鋅排出量增加，肝細胞內含鋅量也降低，當飲酒時，血鋅量會繼續降低，應嚴禁飲酒，適當食用瘦豬肉、牛肉、蛋類、魚類等含鋅量較多的食物。為了防止鎂離子的缺乏，應多食用綠葉蔬菜、豌豆、乳製品和穀類等食物。

- 補充充足的維他命 C

維他命 C 直接參與肝臟代謝，促進肝糖原形成。增加體內維他命 C 濃度，可以保護肝細胞抵抗力及促進肝細胞再生。腹水中維他命 C 的濃度與血液中含量相等，故在腹水時應補充大量的維他命 C。吃水果時應剝皮或榨成汁飲用。

- 飲食宜清淡、細軟、易消化、無刺激、少量多餐

肝硬化病人經常出現食慾不振，應給予易消化吸收的食物，少量多餐，要吃軟食且無刺激的食品，做工要細，避免堅硬粗糙的食品，如油炸食品、堅果類食品。當併發食道靜脈曲張時，更應注意嚴禁食用油炸食品和堅果及乾果類食品，因這類食物會刺破食道靜脈，引起上消化道大出血，以致危及生命。肝硬化病人千萬不可滿足一時口感的痛快和心理需求，而喪失寶貴的生命。

肝硬化患者的食療方

驗方一

百合 60 克，稻米 100 克，生薑 3 片。將百合洗淨切碎，同稻米煮粥，可作早、晚餐服用，腹水時可用。

驗方二

荷葉 50 克，鮮鴨肉 500 克，薏仁 100 克。將鮮鴨肉洗淨切碎成塊，同薏仁荷葉放在一起，加水煮至肉爛，不入鹽和其他調味品，每日 2 次，每次 250cc 左右，連服 10 ～ 14 天，有利尿、消腫之效，補血行水。

驗方三

大蒜 60 ～ 90 克，西瓜一個約 1,500 ～ 2,000 克。先用尖刀在西瓜皮上挖一個三角形的孔洞，大蒜去皮納入西瓜內，再用挖去的瓜皮塞堵住洞口，將其洞口向上隔水蒸熟。吃蒜和西瓜瓤，趁熱服下，大蒜有抗菌和消炎作用，西瓜有消熱解暑、利水消腫的功能。

驗方四

山藥片 30 克，桂圓肉 20 克，甲魚一隻（約 500 克）。先將甲魚在 45℃溫水中使其排盡尿液，後燙死，去腸雜及頭爪；然後連殼帶肉加水適量，與山藥、桂圓肉清燉至爛熟。飲湯吃肉，陰虛者宜用。

★ 溫馨提示

優酪乳是一種理想的乳製品，經常飲用可以延年益壽。肝炎患者吃優酪乳還有治療作用，優酪乳富含優質蛋白和多種營養素，以及乳糖酶和大量的乳酸桿菌。當優酪乳被食用到達腸道時，乳酸桿菌在腸道內繁殖生長，能抑制和殺死腸道裡的腐敗菌，減少由其他毒素引起的自身中毒現象。急性肝炎患者在急性期食用過量蛋白質，會使已衰弱的肝臟加重負擔。而蛋白質在腸道內經細菌分解產生氨等有毒物質，會誘發肝昏迷。為此，醫生常用含有乳酸桿菌的優酪乳為患者治療，以減少腸道細菌對蛋白質的分解作用。

慢性腎炎的飲食治療

慢性腎炎是病情轉移、病變緩慢進展的結果。絕大多數的慢性腎炎一開始就屬於慢性腎炎，與急性腎炎無關。只有少數患者是急性腎炎轉變而來。慢性腎炎可發生於任何年齡，以青壯年為主，男性居多。

慢性腎炎患者的飲食原則

• 蛋白質的供給

慢性腎炎的飲食治療應根據腎功能損害的程度來確定蛋白質的攝取量，如果病程長、腎功損害不嚴重者，食物中的蛋白質則不必嚴格限制，但每天不宜超過每公斤體重 1 克，優質蛋白要達到 50% 以上。

- 平衡熱量的攝取

由於部分病人限制了蛋白質，其熱量的供給要以碳水化合物和脂肪作為主要來源，熱量供給視勞動強度而定。休息者，成人每日每公斤體重可供給 126 千焦耳～ 147 千焦耳（30 ～ 35 大卡）。並要滿足病人活動的需求。

- 控制鈉鹽的攝取

嚴重水腫及高血壓時，鈉鹽的量要控制在每日 2 克以下，甚至給予無鹽飲食，一般以低鹽為宜。

- 補充充足的維他命

慢性腎炎患者要補充充足的維他命，尤其要補充維他命 C，因為長期慢性腎炎的患者可能有貧血，補充維他命 C 能增加鐵的吸收，所以應食用番茄、綠葉蔬菜、新鮮大棗、西瓜、蘿蔔、小黃瓜、西瓜以及柑橘等天然水果。

慢性腎炎患者的食療方

驗方一

鮮生薑12克，大棗6枚，粳米90克。生薑洗淨後切碎，用大棗、粳米煮粥。每日 2 次，做早晚食用，可常年服用。適用於輕度浮腫，面色萎黃者。

驗方二

冬瓜 1,000 克，砂仁 30 克。冬瓜、砂仁共同燉成湯。隔日 1 劑，連服 20 天，以利尿為主。

驗方三

鯽魚 2 條，粳米 60 克，鮮蘆根 6 克。淨魚去除內臟洗淨，與燈

芯草、粳米共同煮成粥。每日 2 次，早、晚服用，連服 20 天，宜溫補脾腎、通陽利水。

★ 溫馨提示

食慾差的慢性腎炎患者在補充維他命 C 製劑的同時，應多補充維他命 B 和葉酸豐富的食物，如動物的內臟，綠葉蔬菜等食品，有助於改善貧血。高血鉀時要忌食含鉀高的食物，要慎重選用蔬菜和水果。慢性腎炎高血鉀時應忌食含鉀高的食物。

痛風的飲食治療

痛風為普林代謝紊亂所引起的一種疾病。普林在體內代謝的最終產物是尿酸。尿酸生成過多或排泄太慢時，發生尿酸代謝障礙，於是血液中尿酸便升高了，出現了痛風病。臨床常見症狀為：屢發性急性或慢性關節炎，多見於拇指、踝關節、足跟等部位，並導致關節畸形及腎臟病變。痛風病人的飲食調養極為重要。

痛風患者的飲食原則

• 限制高普林食物

過去主張用無普林的飲食或嚴格限制富含普林的食物，在限制普林時，也限制了蛋白質，長期食用對全身營養帶來不良的影響。目前主張根據不同的病情，決定膳食中的普林含量，限制含普林高的食物。急性痛風時，每天普林量應控制在 150 毫克以下，以免增加外源性普林的攝取。禁止食用含普林高的食物，如肝、腎、胰、沙丁魚、鳳尾魚、鯽魚、鯖魚、肉汁、小蝦、肉湯、扁豆、乾豆類。

- 限制脂肪攝取量

為了促進尿酸的正常排泄，主張用中等量或較低量的脂肪，一般控制在每日 50 克左右為宜。在烹調肉時，應先用水焯一下撈出，肉中的普林可部分排出，因而降低了肉食中的普林量。在限制總熱量的同時，患者的體重會有所變化，但切忌減得太猛，因突然減少熱量的攝取，會導致酮症。酮體和尿酸相繼排出，使尿酸排出減少，能夠促進痛風的急性發作。

- 供給適量的碳水化合物

熱量的主要來源應是植物性食物為主，如麵粉、米類、但不要過量，因為糖會增加尿酸的生成與排出。

- 供給充足的維他命、水和鹼性食物

膳食中的維他命一定要充足，許多蔬菜和水果是鹼性食物，能夠鹼化尿，又能供給豐富的維他命和無機鹽。每日液體的總量不得少於 3,000cc 以促進尿酸鹽排泄。同時可選用碳酸氫鈉等藥，使尿液鹼性化，防止尿路結石。

- 均衡飲食

慢性痛風或緩解期的痛風，應給予均衡飲食，可以適當放寬普林攝取的限制，可自由選食含普林少的食物，普林的每日含量應在 75 毫克以內，維持理想的體重，瘦肉煮沸去湯後與蛋、牛奶交替食用，防止過度飢餓，平時應注意多飲水，少用食鹽和醬油。

- 適量的茶與咖啡

過去曾經有人建議禁用咖啡，茶和可可，因為它們含有可可鹼、茶鹼和咖啡鹼，會誘發痛風。但經動物實驗證明，可可鹼、茶鹼和咖

啡鹼在人體代謝中生成甲基尿酸鹽，並非是引起痛風的尿酸鹽，而甲基尿酸鹽並不沉積在痛風石中。因此認為禁食咖啡、茶葉和可可缺少一定的科學根據，目前認為可以飲用咖啡、茶葉和可可，但要適量。

痛風患者的食療方

驗方一

紫皮茄子 250 克。洗淨切條，入屜蒸熟後酌量加入醬油、鹽、味精拌勻即成。隔日食用一次，適用於痛風發作者。

驗方二

鮮玉米鬚 100 克。鮮玉米鬚加水適量，煎煮 1 小時濾出藥汁，小火濃縮至 100cc，停火待冷，加白糖攪拌吸盡藥汁，冷卻後晒乾壓粉裝瓶。每日三次，每次 10 克，用開水沖服。防治痛風併發腎結石，具有利尿作用。

驗方三

取大白菜 250 克，植物油 20 克，按常法炒熟服。宜常食，適用於痛風緩解時。

驗方四

取蘿蔔 250 克洗淨切絲，用植物油 30 克按常法炒熟後，加清水 750cc 及粳米 30 克共煨粥，粥成後放少許食鹽、味精調服。宜常食，尤宜痛風患者發作時服用。

★ 溫馨提示

目前還沒有根治痛風的方法。所以防治的目標主要是控制高尿酸血症，及時制止關節炎的發作。與痛風發作相關的因素有季節（春秋兩季易發）、飲酒、高蛋白飲食、腳扭傷等。此外穿鞋過緊、走路多、

受寒、感染、手術等也是誘發痛風的因素。

糖尿病飲食治療

　　糖尿病是一種有遺傳傾向的、常見的內分泌疾病，表現為因胰島素分泌不足引起的碳水化合物、脂類和蛋白質代謝的紊亂。它是一種終生性疾病，但又是可防、可治的慢性疾病。據研究，糖尿病的發生原因除遺傳因素外，主要來自於不合理的生活方式——吃得太多，動得太少。因此，飲食治療是糖尿病首選的治療方法。

糖尿病患者的飲食原則

- 控制總熱量的攝取

攝取的熱量能夠維持正常體重或略低於理想體重為宜。肥胖者必須減少熱量攝取，消瘦者可適當增加熱量達到增加體重。

- 供給適量的碳水化合物

目前主張不要過嚴地控制碳水化合物，醣類應占總熱量的 60% 左右，每日進食量可在 250 克～ 300 克，肥胖應在 150 克～ 200 克。穀類是日常生活中熱量的主要來源，每 50 克的米或白麵供給碳水化合物約 38 克。其他食物，如乳、豆、蔬菜、水果等也含有一定數量的碳水化合物。蕎麥、燕麥片、蕎麥麵、玉米渣、綠豆、海帶等均有降低血糖的功能。現在市場上經常可以看到「無糖食品」、「低糖食品」等，有些病人在食用這些食品後，不但沒有好轉，反而血糖上升。這是由於人們對「低糖」和「無糖」的誤解。認為這些食品不含糖，而放鬆對飲食的控制，致使部分病人無限制的攝取這類食品，使血糖升高。事實上低糖食品是指食品中蔗糖含量低，而無糖食品指的是食品

中不含蔗糖，但是這些食品都是由澱粉所組成，當人們吃進澱粉食品後，可轉變成葡萄糖而被人體吸收，所以也應控制這類食品。

- **供給充足的食物纖維**

流行病學的調查提出食物纖維能夠降低空腹血糖、餐後血糖以及改善糖耐量。其機理可能是膳食纖維具有吸水性，能夠改變食物在胃腸道傳送時間，因此主張糖尿病飲食中要增加膳食纖維的量。膳食中應吃一些蔬菜、麥麩、豆及全麥。膳食纖維具有降解細菌的作用，在食用粗纖維食品後，能夠在大腸分解多醣，產生短鏈脂肪酸及細菌代謝物，並能增加大糞便容積，這類膳食纖維屬於多醣類。果膠和黏膠能夠保持水分，膨脹腸內容物，增加黏性，減速胃排空和營養素的吸收，增加膽酸的排泄，放慢小腸的消化吸收。這類食品為麥胚和豆類。以往的理論是纖維素不被吸收，因為大多數膳食纖維的基本結構是以葡萄糖為單位，但葡萄糖的連接方式與澱粉有很多不同之處，以至於人體的消化酶不能將其分解。但最近發現膳食纖維可被腸道的微生物分解和利用，分解的短鏈脂肪酸可被人體吸收一部分，而且能很快的吸收。燕麥的可溶性纖維可以增加胰島素的敏感性，避免餐後血糖急劇升高，因而機體只需分泌較少的胰島素就能維持代謝。久之，可溶性纖維就可降低循環中的胰島素平均值，減少糖尿病患者對胰島素的需求。同時還可降低膽固醇，防止糖尿病併發高血脂症及冠心病。

- **供給充足的蛋白質**

糖尿病患者膳食中蛋白質的供給應充足。有的患者怕多吃蛋白質而增加腎臟的負擔。當腎功能正常時，糖尿病的膳食蛋白質應與正常人近似。當併發腎臟疾病時，應在營養醫生的指導下合理安排每日膳

食的蛋白質量。乳、蛋、瘦肉、魚、蝦、豆製品含蛋白質較豐富。應適當食用優質蛋白，目前主張蛋白質應占總熱量的 10% ～ 20%。穀類含有植物蛋白，如果一天吃穀類 300 克，就可攝取 20 克～ 30 克的蛋白質，約占全日蛋白質的 1/3 ～ 1/2。植物蛋白的生理價值低於動物蛋白，所以在膳食中也應適當控制植物蛋白。尤其在併發腎病時，應控制植物蛋白的食用。

- 控制脂肪攝取量

有的糖尿病患者誤認為糖尿病的飲食治療只是控制主食量。其實不然，現在提倡不要過多的控制碳水化合物，而嚴格控制脂肪是十分必要的。控制脂肪能夠延緩和防止糖尿病併發症的發生與發展，目前主張膳食脂肪應減少至占總熱量的 25% ～ 30%，甚至更低。應限制飽和脂肪酸的脂肪如牛油、羊油、豬油、奶油等動物性脂肪，可用植物油如醬油、花生油、芝麻油、葵花油等含多元不飽和脂肪酸的油脂，但椰子油除外。花生、核桃、榛子、松子仁等脂肪含量也不低，也要適當控制。還要適當控制膽固醇，以防止併發症的發生。應適當控制膽固醇高的食物，如動物肝、腎、腦等臟腑類食物，蛋含膽固醇也很豐富，應每日吃一顆或隔日吃一顆為宜。

- 供給充足的維他命和無機鹽

凡是病情控制不好的患者，易併發感染或酮酸中毒，要注意補充維他命和無機鹽，尤其是維他命 B 群消耗增多，應給予維他命 B 製劑，改善神經症狀。粗糧、乾豆類、蛋、動物內臟和綠葉蔬菜含維他命 B 群較多。新鮮蔬菜含維他命 C 較多，應注意補充。老年糖尿病患者中，應增加鉻的含量。鉻能夠改善糖耐量，降低血清膽固醇和血脂。含鉻的食物有酵母、牛肉、肝、蘑菇、啤酒等。同時要注意多吃

一些含鋅和鈣的食物，防止牙齒脫落和骨質疏鬆。糖尿病患者不要吃得過鹹，防止高血壓的發生，每日食鹽要在 6 克以下。

- 糖尿病患者不宜飲酒

酒精能夠產生熱量，但是酒精代謝並不需要胰島素，因此少量飲酒是允許的。一般認為還是不飲酒為宜，因為酒精除供給熱量外，不含其他營養素，長期飲用對肝臟不利，易引起高血脂症和脂肪肝。另外有的病人服用降糖藥後飲酒易出現心慌、氣短，甚至出現低血糖。

- 三餐要均衡

糖尿病患者應合理安排每日三餐，每餐都應含有碳水化合物、脂肪和蛋白質，以有利於減緩葡萄糖的吸收。

糖尿病患者的食療方

驗方一

鮮菠菜根 100 克，乾雞內金 15 克，鮮番茄汁 50 克。把這些材料共同切碎，加水燉服，每日 1 劑。

驗方二

鮮洋蔥 100 克，醬油適量。將鮮洋蔥洗淨，開水燙過切細，加入醬油，佐飯食之，每日 2 次。

驗方三

泥鰍 10 條，乾荷葉數張。將泥鰍陰乾，去頭尾燒灰與等量荷葉研為末，每次服 6 克，冷開水調服，日服 3 次。

驗方四

冬瓜皮、西瓜皮各 1,000 克，瓜蔞根 250 克，白糖 500 克。將這些原料一起放入鍋內加水煮至 1 小時，去渣再將湯用文火濃縮為黏稠

樣，代茶飲用，每次 10 克。

★ 溫馨提示

> 糖尿病的飲食治療必須長期堅持，具體包括這幾個方面：計算
> 每日所需總熱量，然後參照製作餐食；宜以魚類蛋白作為所需
> 的蛋白食品；主食中的碳水化合物宜每餐 2 ～ 3 兩，每日 4 ～
> 5 次，以稻米、麵食、玉米為主；水果蔬菜中含糖低者，可作為
> 輔食，以保證不感覺餓；精製糖食品最好不吃。

慢性胃炎的飲食治療

　　慢性胃炎患者大多數無明顯症狀，最覺的症狀是上腹飽脹和隱
痛，與潰瘍相反，空腹時比較舒服，餐後症狀加重。有時進食不多，
但覺得飽脹，餐後打嗝。日久食慾下降，不敢多吃，引起體重下降。
部分患者有消化不良的表現。慢性胃炎患者的飲食治療原則是調整胃
的各項功能，養成良好的飲食習慣和生活習慣。

慢性胃炎患者的飲食原則

• 食用豐富的高營養食品

　　多吃些高蛋白食物及高維他命食物，保證機體的各種營養素充
足，防止貧血和營養不良，對貧血和營養不良者，應在飲食中增加富
含蛋白質和血紅素鐵的食物，如瘦肉、雞、魚、肝、腰等內臟。高維
他命的食物帶有深色的新鮮蔬菜及水果，如綠葉蔬菜、番茄、茄子、
紅棗等。每餐最好吃 2 ～ 3 顆新鮮山楂，以刺激胃液的分泌。

- 注意食用酸鹼平衡

當胃酸分泌過多時，可喝牛奶、豆漿、吃饅頭或麵包以中和胃酸，當胃酸分泌減少時，可用濃縮的肉湯、雞湯、帶酸味的水果或果汁，以刺激胃液的分泌，幫助消化，要避免引起腹部脹氣和含纖維較多的食物，如豆類、豆製品、蔗糖、芹菜、韭菜等。當患有萎縮性胃炎時，宜飲優酪乳，因優酪乳中的磷脂類物質會緊緊吸附在胃壁上，對胃黏膜產生保護作用，使已受傷的胃黏膜得到修復，優酪乳中特有的成分乳糖分解代謝所產生的乳酸和葡萄糖醛酸能增加胃內的酸度，抑制有害菌分解蛋白質產生毒素，同時使胃免遭毒素的侵蝕，有利於胃炎的治療和恢復。

- 把優酪乳當成必要食品

當口服抗菌素治療某些炎症性疾病時，應同時飲用優酪乳，即補充了營養，又避免了抗菌素對人體產生的副作用，因為優酪乳中含有大量的活性桿菌，可以使抗菌素藥物引起的腸道菌群失調現象重新獲得平衡，同時保護了胃黏膜。

慢性胃炎患者的食療方

驗方一

白胡椒 15 克，豬肚 1 個，將胡椒略打碎，放入洗淨的豬肚內，並在豬肚內裝入少量水，然後用線綁緊，放砂鍋內用小火燉至爛熟，調味後食用。每 2 天服 1 次，連服 5 次。

驗方二

山楂 500 克，白糖 500 克，熟植物油少許。將山楂洗淨，拍破，放入鍋內，加清水適量，用武火燒沸後，轉用文火煎熬 20 分鐘，取

汁，再加清水繼續煎熬，這樣三次取出山楂汁。將三次取得的山楂汁一起放入鍋內煎熬，至山楂液稠厚時，加白糖攪勻，繼續用文火熬煮至山楂糖液呈透明狀時，停火，即成山楂糖。將山楂糖倒入擦過植物油的琺瑯盤內，推平，用刀劃成小塊，裝盆備用。每日3次，每次3塊。

驗方三

韭菜 250 克，牛奶適量，生薑少許。將韭菜、生薑洗淨，切碎搗爛，取汁放入鍋中，再加入牛奶煮沸。早晚趁熱服用。

★ 溫馨提示

慢性胃炎患者平時一定要把握進食量，不能因喜好的食物而多吃，一定要少量多餐，以增進營養，減輕胃部負擔為原則，同時要禁忌菸酒。

飲食與疾病：對抗疾病的膳食調理

飲食與體質：
適合自己的最佳飲食

★ 一分鐘營養提要：

- 選擇適合自己的最佳飲食對身體的健康成長有著很重要的意義。

- 身體發育的各個時期，營養需求各不相同，所以要注意各個特殊時期的飲食選擇。

- 幼兒寶寶、青少年、準媽媽、中年男性、中年女性、銀髮族是我們一生的必經階段，從以下章節，可以找到你所需要的各個階段的健康飲食。

幼兒寶寶的健康飲食

幼兒是指 1 ～ 3 歲的小兒。幼兒寶寶生長發育的速度雖不如嬰兒期那樣快，但與成人相比，仍然處於生長發育的旺盛時期，幼兒寶寶的體重每年增加 2 ～ 3 公斤，身高也逐年成長。此階段的幼兒已經可以離開大人的懷抱自己獨立行走，活動量逐漸加大，身體開始推動嬰兒時的脂肪、肌肉，骨骼發育迅速，加之天性好動，因此，幼兒寶寶這個時期的飲食特點是從嬰兒期的奶類為主的膳食向以穀類為主轉變，配以魚類、肉類、蛋類和蔬菜的成人型的膳食，是膳食的轉化期。但此時的幼兒消化、吸收功能尚不是十分完善，所以，家長要在幼兒飲食轉變的過程中逐漸增加飲食量，並掌握好飲食均衡。

幼兒寶寶的飲食需求

- 食物多樣化，組成均衡膳食

要求熱量能滿足幼兒寶寶的需求，蛋白質、脂肪和碳水化合物三者的比例應達到 1：2：4。

- 選擇適合幼兒寶寶比較容易消化的食物

幼兒寶寶的胃容量小，所以要選擇營養價值高、數量少又易於消化和吸收的食物，如瘦肉、禽蛋魚類、奶類、動物血等食品。

- 注意烹調方法

為幼兒寶寶準備的食品一定要保證其清潔、新鮮，烹調時要注意顏色的搭配，以引起幼兒寶寶的食慾。加工時，應切碎、煮爛，易於被幼兒寶寶咀嚼、吞咽和消化吸收。

- 養成幼兒寶寶良好的飲食習慣

從這個時期就要養成幼兒寶寶的飲食習慣，要定點、定量、定時讓寶寶用餐，養成不挑食、不偏食的好習慣，要使寶寶感到進食是一件愉快的事情。並且，家長要注意這個時期的幼兒不要吃過多的蔗糖製品，家長更不應該用糖作為鼓勵幼兒進步的手段。

幼兒寶寶的理想膳食

一歲幼兒寶寶每日攝取的食物量

牛奶 900 克

稠粥 2 小碗

蛋類（蒸、煮）1 顆

麵包或饅頭 150 克

肉類或肝片 25 克

水果 1 份

菜湯、菜汁 1 碗

清魚肝油 1 ～ 2 匙

菜泥半碗

分 5 ～ 6 餐食用

一日健康食譜舉例

早餐：牛奶 250 克，稠粥 1 小碗，魚鬆少許。

午餐：牛奶 250 克，米飯或麵條，菜泥，菜湯或肉湯、肝湯，肉或肝片，飯後水果或果汁。

下午：餅乾或麵包、饅頭，牛奶 1 杯。

晚餐：稠粥 1 小碗，蒸蛋，菜泥。

睡前：牛奶 250 克，蜂蜜 1 匙。

2 ～ 6 歲幼兒寶寶每日攝取的食物量

牛奶 500 克

穀類 250 克

葉菜 250 克

蛋 1 ～ 2 顆

瘦肉及肝等 50 克

水果 1 份

一日健康食譜舉例

早餐：牛奶 250 克，蛋 1 顆。稠粥 1 小碗，肉鬆或魚鬆。

午餐：米飯 1 小碗，葉菜、肉類或肝片，蛋花湯或菜湯。

下午：牛奶 250 克，麵包，水果。

晚餐：稠粥或麵條 1 小碗，豆類或豆製品（炒黃豆、水煮豆腐等），葉菜。

★ 溫馨提示

為幼兒寶寶提供健康飲食的時候，豆製品及肉類不一定每天都有，但每週內要保證有 2 ～ 3 次，水果亦視經濟情況、季節供應而選擇。番茄、紅蘿蔔都是經濟實惠、營養豐富的食物。

青少年的健康飲食

青少年是指 8 ～ 17 歲的中、小學生，他們處於成長高峰期，緊張的課業，活動量大，每日能量消耗比開始發育前要增加 2 倍多，

故對營養的需求也增多。合理營養對青少年健康成長及讀書有著很重要的意義。按營養學要求，青少年一日的膳食應該有主食、副食，有葷、有素，盡量做到多樣化。合理的主食是除米飯之外，還應吃麵粉製品，如麵條、饅頭、包子、餃子、餛飩等。根據營養學家建議，在主食中可摻食玉米、小米、蕎麥、高粱米、地瓜等雜糧。早餐除吃麵粉類點心外，還要堅持飲牛奶或豆漿。

青少年的健康飲食需求

• 補充充足的鈣

骨髓發育要靠鈣，青少年每日約需要鈣 700 ～ 800 毫克。科學的供給量是每日不少於 1 克。含鈣豐富的食物有芝麻、金針花、蘿蔔、紅蘿蔔、海帶、魚、蝦米等；此外，排骨湯、魚湯等也含豐富的鈣。為了保證鈣的吸收，青少年應少吃糖、巧克力、糕點，因為糕點中除含糖外，還含有較多的磷酸鹽，這種磷酸鹽會阻礙鈣在體內的代謝。

• 維他命 C 供應要充足

維他命 C 可以提高腦神經的靈敏度，同時提高抗病能力。春季氣候乾燥，陽氣生發，易患出血症，而維他命 C 的補充對防止出血有很大的作用。補充維他命 C 除服維他命 C 片劑外，可多吃富含維他命 C 的水果，如柑橘、蘋果、番茄、蘿蔔等。

• 多吃雜糧和粗糧

雜糧和粗糧可補充多種礦物質及纖維素、維他命，它還含有特殊結構的有機化合物，如芳香物質、胺基酸等，且食物的多樣化對促進青少年食慾、增強消化吸收能力也很有幫助。

飲食與體質：適合自己的最佳飲食

- 多吃含自然糖分的食物

由於青少年在春季的時候，戶外活動量增加，也相應增加了熱量和營養物質的消耗。因此這時他們常感到飢餓，可用加餐的方式進行補充。適宜的補充營養的時間為上午 10 ～ 11 點，下午 3 ～ 5 點，加餐食品可選花生米、地瓜乾、栗子、柿餅、葡萄乾、蜜餞等，也可喝些蜂蜜水等含有自然糖分的飲料。

- 多吃富含植物性脂肪的食物

脂肪除可滋潤皮膚，還可轉化成熱量，並能經代謝轉化為腦的結構物質。可以在炒菜或主食中多加些植物油，但油炸食品不宜多吃。

春天氣候乾燥，日照時間延長，地氣上升，青少年易燥熱，總想吃冰涼食物，家長應讓青少年多喝水，多吃水果、蔬菜，不要過量食用冷飲，否則易傷脾胃及體內生發的陽氣，導致夏季疾病的發生。

- 保證食物中鈣、磷、鐵的供應

飲食中鈣和磷供應充分，保證骨骼的正常生長發育，否則會影響身體各部的平衡發展。此外，還應注意攝取含鐵豐富的食物，以補足月經丟失和造血所需要的鐵元素。富含鈣、磷、鐵的食物主要有：動物肝臟、奶類、蛋類和蝦米、豆腐、芝麻、菠菜、油菜、芹菜、黑木耳、櫻桃等。

- 保證食物中各種維他命的供給

應注意不偏食，從穀類、豆類、瘦肉類、蛋類、奶類、新鮮蔬菜和水果中大量攝取各種維他命和人體所需的礦物質，多吃些清淡食物。對於乾性皮膚的青少年，還應增加紅蘿蔔及植物油、豆製品、動物肝臟等食品的攝取量。

青少年的理想膳食

青春期族群新陳代謝快，對熱量的攝取和吸收要求高，所以必須注重食物的合理選擇，注意膳食的均衡和營養的合理性。

構成膳食的食物品種要多種多樣，使各種營養素均有足夠的量，以保證人體的需求。同時要求各種營養素間要保持適合人體需求的合適比例。簡單來說，人們的膳食既要多品項，質和量也要符合需求，這才是科學的、合理的、均衡的膳食。古代人稱之為：「五穀為養，五果為助，五菜為充，五畜為益。」

早餐的食物可安排麵包、饅頭、包子等，搭配牛奶、稀飯、豆漿等，加上蛋、肉鬆、果醬、奶油、芝麻醬、火腿腸、小菜等食物，使早餐飯水兼顧，有葷有素，能促進早餐食慾。

午餐既要補充上午的熱量消耗，又要為下午消耗儲備能量，因此午餐食品要有豐富的蛋白質和脂肪。

晚餐則不宜食過多的蛋白質和脂肪，以免引起消化不良和影響睡眠。晚餐以吃五穀類的食品和清淡的蔬菜較適宜。

青少年每日所需食物品種與數量

主食類：饅頭、麵條、玉米、地瓜 500 克。主要提供碳水化合物、蛋白質和維他命 B 群。

副食類：肉 100 克，魚蝦類 25 克，蛋 50 克，奶及乳製品 200 克。主要提供蛋白質、脂肪、礦物質、維他命 A 和維他命 B 群。

豆類：大豆及其製品 150 克。主要提供蛋白質、脂肪、礦物質、膳食纖維和維他命 B 群。

水果、蔬菜類：水果 100 克，蔬菜 300 克。主要提供膳食纖維、

礦物質、維他命 C 和胡蘿蔔素。

油糖類：食用油 15 克，食糖 10 克。

小學生一日食譜舉例

早餐：牛奶 250 克（加糖 10 克），豆沙包（麵粉 75 克、豆沙 20 克）。

午餐：米飯 100 克，紅蘿蔔、甜椒雞丁（紅蘿蔔 50 克；甜椒 50 克、雞丁 50 克），番茄蛋花湯（番茄 25 克、蛋 25 克）。

加餐：小蛋糕 2 個（麵粉 50 克，蛋 30 克）。

晚餐：蝦仁菜肉餛飩（麵粉 100 克、肉末 75 克、蝦仁 20 克、小白菜 75 克），甜橙 75 克。

中學生一日食譜舉例

早餐：豆漿 250 克，菜包子 2 顆（麵粉 100 克、肉 20 克、小白菜 50 克）。

加餐：蛋糕 50 克（麵粉 25 克、蛋 25 克）。

午餐：米飯 150 克，茭白炒豬肝（茭白 100 克、豬肝 50 克）、番茄蛋花湯（番茄 50 克、蛋 50 克）。

加餐：綠豆粥（稻米 50 克、綠豆 25 克、白糖 10 克），西瓜 200 克。

晚餐：綠豆芽肉絲拌麵（麵條 150 克、肉 100 克、綠豆芽 150 克），橘子 1 顆（75 克）。

★ 溫馨提示

青少年在生長發育期，食慾旺，食量大，不少青少年愛大嚼飽餐一頓。許多家長希望自己的孩子長得高長得壯，總願意讓孩子吃得多吃得飽。但是如果過飲過食，胃中難以消化的食物過多，易使胃蠕動功能減弱，食物無法充分消化，輕者出現腹痛、腹瀉，重者可能造成急性胃擴張、胃穿孔。並且，午餐過飽影響下午的讀書效果。晚餐過飽，由於晚間活動較少，消化後的食物儲存起來，會造成體內脂肪過剩，容易發生肥胖症。過飲過食不但有害身體，而且影響智力，吃得過多會加重大腦控制消化吸收的那些神經的負擔，使其經常處於興奮狀態，這就必然造成大腦內的語言、記憶、思維等智力活動的神經經常處於抑制狀態。所以經常飽食，對青少年來說，會影響智力的發育。專家們普遍認為，一般應每餐進食到七八分飽為好，這樣可以有效獲取足夠的營養，又能減輕胃腸道負擔，預防肥胖症的發生。

中年男性的健康飲食

中年男人精力充沛，閱歷豐富，是做事業的最好時期，也是身體各器官生理功能發生轉折的階段。這個階段可能因工作勞累、精神緊張、家務負擔過重、缺乏運動、營養不均衡、體質下降等因素，使中年男性健康受到嚴重挑戰，故飲食保健的主要任務是透過飲食調養，達到預防疾病的目的。

中年男性應遵循均衡膳食的飲食原則，注意一日三餐中的飲食多

樣化。無機鹽及各種維他命、微量元素的供給要充足，應注意選用粗糧、根莖類、乳類、蛋類、瘦肉類、海鮮等食物，新鮮蔬菜和水果是每天必吃的天然保健食品。另外，樂觀的情緒、愉快的心境、溫馨舒適的環境以及適度的運動等，都有利於中年男性的飲食健康。

中年男性的飲食需求

- ### 選擇富含纖維的食物食用

植物纖維能加速腸的蠕動，降低膽固醇和某些膽鹽，減少血液中的葡萄糖和脂肪酸，有降壓的作用，可降低冠狀動脈硬化、心臟病和糖尿病發生的機率，另外還能消除某些致癌物質，避免罹患大腸癌。富有植物纖維的主要食物有麥麩、全麥麵包、高麗菜、馬鈴薯、紅蘿蔔、蘋果、萵苣、花椰菜、芹菜等。建議男士每次用餐時食用 18 ～ 20 克植物纖維。

- ### 食用適量的鉻

中年男子每天至少需要 50 微克的鉻，而那些活動量較大的男士一天則需要 100 ～ 200 微克的鉻來促進膽固醇的代謝，增強機體的耐力，促進肌肉的生成，避免多餘的脂肪。一般很難從食物中獲取這麼多的鉻，因此建議男士們服用含有鉻的藥物製劑（如複合維他命和礦物質）；鉻的另一種來源是釀酒的酵母，所以中年男士也可飲用一點啤酒。

- ### 補充含有鎂的食物

鎂攝取量正常有助於調節人的以及活動、降低血壓、預防心臟病、提高精液中精子的活力，從而提高男士的生育能力。含鎂較多的食物有大豆、烤馬鈴薯、核桃仁、燕麥粥、通心粉、花生醬、全

麥麵粉、綠葉菜和海鮮。建議男士早餐應吃 2 碗加牛奶的燕麥粥和 1 根香蕉。

- 食用富含維他命 B6 的食物

維他命 B6 有助於提高人的免疫力，可以預防皮膚癌、膀胱癌、腎結石。男士一天共需要 2 毫克的維他命 B6，它相當於 2 根大香蕉的含量。而對於運動量大的男性維他命 B6 的消耗增多，應增加維他命 B6 的攝取量。含維他命 B6 較多的食物有雞肉、肝、馬鈴薯、葵花子、酪梨和香蕉等。

- 食用含有維他命 A 的食物

維他命 A 有助於提高人的免疫力，預防癌症，保護人的視力。一個成年男子每天需要食用 1,000 微克維他命 A，但是過量食用對身體有害。含維他命 A 較多的食物有肝、乳製品、魚類、番茄、紅蘿蔔、杏、香瓜等。

- 多食富含維他命 C 的食物

維他命 C 的主要作用是提高人的免疫力，預防疾病，治療男性不育症。另外，堅持服用維他命 C 可產生延緩衰老的作用。維他命 C 含量最高的食物有花椰菜、青辣椒、柳丁、葡萄汁、番茄。每人每天維他命 C 的最佳用量應為 200 ～ 300 毫克，最低不少於 60 毫克。吸菸的人更應該多食用維他命 C。

- 多食用含維他命 E 的食物

維他命 E 主要作用是降低膽固醇、清除身體內的垃圾，預防白內障。核桃、杏仁和花生中含有豐富的維他命 E，但是人們很難從這些食物中獲取足夠量的維他命 E。因此，建議中年男士們每人每天服用

100 毫克的維他命 E 製劑。

- 食用含鋅的食物

人體內含有充足的鋅才能保持性慾旺盛，保持正常的性功能和生殖能力，並可治療陽萎，另外，它還有助於提高人體的抗病能力。120 克瘦肉中含鋅 735 微克。另外，火雞肉、海鮮、大豆中的含鋅量也很高。建議男士們每人每天服用 10 ～ 15 毫克的鋅，記住，每天鋅的用量不應超過 15 毫克，因為過量服用鋅會影響人體內其他礦物質的作用。

- 必須適量飲水

在所有的營養素中，水是非常重要的，人體任何一個細胞都不能缺乏水分，中等身材的男士每天必須飲用 8 杯水，而運動量大的男士對水的需求量則更大。

中年男性增強性功能的食物

人體的衰老可以延遲，同樣，性功能的衰退也可以延遲。除了遺傳、環境、個體、運動等因素外，常食某些食物，也有助於增強性功能。

- 麥芽油

麥芽油能預防性衰退，是因為麥芽油中富含天然維他命 E。嚴重缺乏維他命 E 會導致陰莖退化和萎縮、性激素分泌減少並喪失生殖力。既然麥芽油能預防並改變這種情況，在日常生活中就應該常食這些含麥芽油豐富的食物，如全小麥、玉米、小米等。

- 蜂蜜、蜂王乳

蜂蜜中含有大量的植物雄性生殖細胞——花粉。它含有一種生殖

腺內分泌素，是和人垂體相仿的植物激素，有明顯的活躍性腺的生物活性。並且，蜂蜜中的糖極易被血液吸收，對精液的形成十分有益。蜂王乳中的天門冬胺酸是「助性」的主要物質。它含有促進發育、提高性機能、刺激生殖能力、增強機體抵抗力、促進新陳代謝的有效成分。對於因體弱、年老而性功能有所減退者，可堅持服用蜂蜜製品。

- 堅果類

各種果仁、種仁（如南瓜子、芝麻、核桃仁等）是植物生命之源。激起性慾、引發性衝動，是種仁的功效之一。對性最有益處的種仁有：全小麥、玉米、芝麻、葵花子、南瓜子、核桃仁、花生、杏仁等。

- 海藻

眾所周知，甲狀腺對性衝動和性刺激負有很大責任，甲狀腺活力過低會減少性活力和性欲。而海藻中豐富的碘、鉀、鈉等礦物元素正是保障甲狀腺活力的重要物質。因此，要經常食用一些海藻類食物，如海帶、紫菜、裙帶菜等，來維護男人的性健康。

- 韭菜

又叫起陽草、懶人菜、長生韭、扁菜等。韭菜還是一味傳統的中藥，自古以來廣為應用。《本草拾遺》中寫道：「韭菜溫中下氣，補虛，調和臟腑，令人能食，益陽。」《本草綱目》又說，韭菜補肝及命門，治小便頻數、遺尿等。韭菜因溫補肝腎，助陽固精作用突出，所以在藥典上有「起陽草」之名。韭菜籽為激性劑，有固精、助陽、補腎、治帶、暖腰膝等作用，適用於陽萎、遺精、多尿等疾患。

- 麻雀

中醫學認為，雀肉能補陰精，是壯陽益精的佳品，適用於治療腎陽虛所致的陽萎、腰痛、小便頻數及補五臟之氣不足。雀肉大熱，春夏季及患有各種熱症、炎症者不宜食用。

- 蝦

蝦味道鮮美，補益和藥用作用都較高。中醫學認為，其味甘、鹹，性溫，有壯陽益腎、補精，通乳之功。凡久病體虛、氣短乏力、不思飲食者，都可將其作為滋補食品。人常食蝦，有強身壯體效果。

- 驢肉

俗話說：「天上的龍肉，地上的驢肉。」驢肉味道鮮美，是一種高蛋白、低脂肪、低膽固醇肉類。中醫認為，驢肉性味甘涼，有補氣養血、滋陰壯陽、安神去煩功效。驢腎，味甘性溫，有益腎壯陽、強筋壯骨功效。可治療陽萎不舉、腰膝痠軟等症。

- 牡蠣

又稱蠣蛤、蠔子。含有豐富的鋅元素及鐵、磷、鈣、優質蛋白、醣類等多種維他命。其味鹹，性微寒，有滋陰潛陽、補腎澀精功效。男子常食牡蠣可提高性功能及精子的品質。對男子遺精、虛勞乏損、腎虛陽萎等有不錯的效果。

中年男性的食療方

羊髓粥

羊脊骨 1 份，捶碎，加水煮湯，去骨，加小米或粳米 100 克煮粥，調味後食用。

> **羊腎粥**

羊腎 1 對,去脂膜,切細,加粳米 100 克煮粥,調味後食用。其中還可以加 10 克淡豆豉或加 15 克枸杞子。

> **羊睪粥**

羊睪丸 1 對,剖洗乾淨,切細,加粳米 100 克煮粥,空腹食用。

> **雀蛋粥**

粳米和小米各 50 克加水煮粥,待粥熟後打入雀蛋,調勻,空腹食

> **雞肝粥**

公雞肝 1 顆,加小米 100 克煮粥,將熟時加蔥白及精鹽、胡椒調勻,再煮,空腹食。其中也可以加菟絲子末 15 克。

> **蝦仁韭菜粥**

鮮蝦仁 50 克、糯米 50 克煮粥,熟後加 50 克韭菜,調味食用。

> **芡實白果粥**

芡實 30 克、白果 10 枚、糯米 30 克,煮粥食用。

★ 溫馨提示

處於更年期的中年男性還應常食用些粗雜糧、根莖類、豆類、新鮮蔬菜水果,以保證各種無機鹽、維他命、食物纖維的充足供給,即使沒有顯著更年期症狀的更年期男性,經常在膳食中食用上述食物,對防病保健也大有益處。

中年女性的健康飲食

中年女性的皮膚及毛髮開始老化。皮膚的光滑度和透明感減弱,

開始失去彈性，呈現乾燥狀態，頭髮變白、脫落，面部皺紋逐漸增多，體態也發生變化。中年女性應注意身體及容貌的保養，積極抵抗衰老的來臨。在這個時期，健康的飲食是延緩衰老、美容護膚以及改善自身不良狀況最有效的手段之一。

中年女性的飲食需求

- 補充充足的蛋白質

中年女性為維護身體的新陳代謝，發揮營養物質的美容護膚作用，攝取的蛋白質每日每公斤體重不應少於 1 克。一日均衡膳食中 250cc 鮮奶，約含 8 克蛋白質；1 顆中等大小的蛋約含 6 克蛋白質；瘦肉類（如雞、牛、羊、豬瘦肉）、魚類等 100 克，含蛋白質約 20 克；豆製品 100 克或豆腐 250 克，可提供約 20 克蛋白質，加上 500 克蔬菜和 300 ～ 400 克雜糧，每日可提供 70 ～ 80 克蛋白質，基本能滿足機體對蛋白質的需求。

- 充足的蔬菜和水果

為滿足人體對維他命和無機鹽的需求，每日食用蔬菜、水果不應少於 500 克。因為此期機體逐漸處於酸性化，充足的蔬菜、水果有中和酸性物質的作用。

- 補充鈣與鐵

此期還需從食物中攝取含鈣豐富的食物。此外，為預防貧血，經常吃一些動物肝臟、黑木耳、紅棗、豆類等含鐵豐富的食物。

- 多食富含膠質蛋白和彈性蛋白的食物

此期女性美容養顏不可缺少的食品是富含膠質蛋白和彈性蛋白的食物，如豬皮、豬腳、動物筋腱等。為促進皮脂腺的分泌功能，飲

食上還應注意攝取含植物脂肪類的食物，如大豆、芝麻、葵花子、核桃、栗子等。

- 為更年期做準備

更年期女性注意合理飲食有助於改善症狀。多吃新鮮的蔬菜和水果，如油菜、芹菜、白菜、番茄、雪裡蕻、山楂、鮮棗、奇異果、香蕉等。它們富含維他命 A、維他命 C 和鉀等，有利於調節自主神經功能，調整血壓及延緩面部肌肉衰老。富含充足的蛋白質和鐵、鈣的食物，有利於體內代謝的需求。選食具有鎮靜安神及補益作用的食品，如百合、紅棗、蓮子、枸杞子、桂圓等，有利於更年期症狀的減輕。適量控制澱粉類、脂肪類及高糖類食物的攝取量可防止肥胖。如此期患有高血壓、冠心病者，飲食上應限制食鹽和含脂肪高的食物，蛋白質可由雞肉、牛奶、蛋白、魚、豆類及其製品提供。

- 養成良好的飲食習慣

人的修養也展現在對食物的誘惑上。食慾越好，越需要控制飲食，吃得過多過飽或暴飲暴食不僅會引起肥胖，也不利於健康。平時還應注意多飲水或淡茶，這有利於促進體內的代謝和消化吸收及補充皮膚水分。多吃含纖維豐富的食物，有利於排便和預防便祕，於健康和美容都有益處。

- 保持樂觀精神

保持樂觀的情緒和良好平和的心態，會使整個容貌青春煥發。保證充足的睡眠，可避免眼袋和黑眼圈出現，保持旺盛的精力和良好的精神狀態。重視面部皮膚的保養，經常對面部及頭部進行按摩，促進其血液循環，可減少皺紋和白髮的生成。經常用蛋、蜂蜜、牛奶、果

汁、菜汁等敷面以補充皮膚水分和供給皮膚營養。對於體態變化的女性每天都應進行健美鍛鍊，以收縮和恢復腹部和腿部肌肉的彈性，使身體保持健美。

中年女性最需要的食物

• 燕窩

性平味甘，有滋陰潤燥、益氣養陰、添精補髓、養血止血的功效，是一味清補佳品。如《本草求真》所說：「燕窩，入肺生氣，入腎滋水，入胃補中，其補不致燥，潤不致滯。」對體質虛弱、肺腎陰虛，或表虛多汗的更年期婦女，宜常食之。

• 木瓜

這種熱帶水果所含的維他命 C 是柳丁的 2 倍。維他命 C 可以抵禦膽囊病。一個中等大小的木瓜（大約 300 克），含有 188 毫克的維他命 C，是人體補充維他命的最佳來源。

• 蓮子

性平味甘澀，有益腎氣、養心氣、補脾氣的功用。《本草綱目》中說：「蓮子交心腎，厚腸胃，固精氣，強筋骨，補虛損，利耳目。」適宜女性更年期心神不安、煩躁失眠，或夜寐多夢、體虛帶下者食用。

• 亞麻子

麵包師經常用這種堅果的種子來增加食物的香味和美感。科學家認為這種小小的棕色種子裡富含一種雌激素的化合物，能有效防止乳癌。這裡有一份鼓舞人心的資料，去年乳癌協會的專家稱，在罹患乳癌婦女的食物中加上亞麻子，結果非常明顯地減慢了腫瘤的成長。

- 百合

亦為一種清補食品，有潤肺、補虛、安神作用。若女性在更年期出現心神失常、虛煩驚悸、神志恍惚、失眠不安者，最宜使用。《日華子本草》就曾說它具有安心、安膽、養五臟的功效。

- 豆腐

豆類蛋白量高的食物能降低膽固醇，還能將婦女更年期的潮熱反應減少到最低程度，同時能使骨骼健壯，因為在豆類裡起化學反應的黃酮素與雌激素的結構相近，每天攝取 50 ～ 76 毫克黃酮素能減輕更年期潮熱反應，而一小杯豆腐就含有 25 ～ 35 毫克黃酮素。

- 木耳

木耳有黑木耳和白木耳之分。白木耳含有豐富的膠質、多種維他命、胺基酸及豐富的微量元素。中醫認為白木耳有潤肺止咳、生津滋陰、益氣和血、補腦強心及補腎的作用，對女性更年期肺腎陰虛、燥熱口乾、虛熱口渴者，食之最宜。黑木耳則有補氣作用，更能涼血止血，故更年期月經紊亂尤其是月經過多、淋漓不止時，尤為適宜。

- 牛肉

由於婦女一生中有很長的月經期，這使得她們比男人更容易貧血。血液中含鐵量低，會引起嚴重的疲勞。若想獲得足夠的鐵，吃牛肉是一種好辦法，100 克生牛肉裡至少有 3 毫克鐵，另外牛肉的脂肪含量低，既增加能量又抑制體重。

- 阿膠

更年期婦女陰血不足、衝任空虛，出現一系列的症狀。阿膠能滋陰養血、補益衝任，故絕經前後宜常食之。古人云：「陰不足者，補之

以味，阿膠之甘，以補陰血。」《本草經疏》中亦說：「阿膠，主女子下血，腰腹痛，四肢痠痛，陰氣不足，腳痠不能久立等症，皆由於經血虛，肝腎不足，當補肝益氣。取其入肺、入腎、益陰滋水、補血晴熱之功也。」若用阿膠烊化後，加入炒好的黑芝麻、核桃肉，冷後切塊嚼食，更為適宜。

- 甘藍葉

這種不起眼的蔬菜能幫助人們遠離骨質疏鬆症，此症是老年婦女容易患上的一種疾病。您除了能從甘藍葉中攝取到大量的鈣、維他命 D 外，還能攝取維他命 K，維他命 K 對骨頭有很強的保護作用。

中年女性的食療方

棗仁粥

酸棗仁 30 克，粳米 60 克。洗淨酸棗仁，水煎取汁，與粳米共煮成粥，每日 1 劑，連服 10 日為 1 個療程。適用於更年期精神失常、喜怒無度、面色無華、食慾欠佳等症。

蓮子百合粥

蓮子、百合、粳米各 30 克，同煮粥，每日早、晚各服 1 次。適用於絕經前後伴有心悸不寐、怔忡健忘、肢體乏力、皮膚粗糙者。

杞棗湯

枸杞子、桑葚子、紅棗各等分，水煎服，每日早、晚各 1 次；或用淮山藥 30 克，瘦肉 100 克，燉湯喝，每日 1 次。適用於更年期有頭暈目眩、飲食不香、困倦乏力及面色蒼白者。

赤小豆薏仁紅棗粥

赤小豆、薏仁、粳米各 30 克，紅棗 10 枚，每日熬粥食之，每日

3 次。適用於更年期肢體水腫、皮膚鬆弛、關節痠痛者。

枸杞肉絲冬筍

枸杞子、冬筍各 30 克，瘦豬肉 100 克，豬油、食鹽、味精、醬油、澱粉各適量。炒鍋放入豬油燒熱，投入肉絲和筍絲炒至熟，放入其他佐料即成。每日 1 次。適用於頭目昏眩、心煩易怒、經血量多、面色晦暗、手足心熱等。

合歡花粥

合歡花（乾品）30 克，或鮮品 50 克，粳米 50 克，紅糖適量。將合歡花、粳米、紅糖同放鍋內加水 500cc，用文火煮至粥熟即可。每晚睡前 1 小時空腹溫熱食用。具有安神解鬱、活血悅顏利、水消腫等功效。適用於更年期易怒憂鬱、虛煩不安、健忘失眠等。

甘麥人棗粥

大麥、粳米各 50 克，大棗 10 枚，甘草 15 克。先煎甘草，去渣，後用粳米、大麥及大棗同煮為粥。每日 2 次，空腹食用。具有益氣安神、寧心美膚功效。適用於婦女更年期。

★ 溫馨提示

在更年期的飲食保健中，菸、酒和咖啡對更年期女性更為不利。特別是常喝白酒或酗酒會影響神經、循環、消化和呼吸系統，加重更年期症候群的不適症狀。茶和咖啡都含有咖啡因，會興奮大腦皮層，雖能振奮精神，但都影響睡眠。因此，飲茶和咖啡切忌過濃、過量。此外，中年女性為減輕更年期症狀，還應避免吃過鹹的食物和辛辣刺激性食物。

準媽媽的健康飲食

女性在受孕後，體內的正常物質代謝和各器官的功能都將發生一系列的變化，母體不僅要滿足自身的營養需求，還要滿足胎兒生長發育的需求。如果孕婦營養失調或營養不足，對母體健康及胎兒發育都會造成不良的影響。

孕期的基礎代謝和各種活動所消耗的熱量均高於非孕的婦女，因此，熱量的供給應適當增加；孕婦在懷孕中期比非孕期每日需增加 15 克蛋白質，懷孕末期則每日增加 25 克蛋白質，而且在攝取的蛋白質中，優質蛋白應占 1/3 以上；在孕婦的膳食中應有適量的脂肪，包括飽和脂肪酸及不飽和脂肪酸，以保證胎兒神經系統的發育成熟以及促進脂溶性維他命的吸收，脂肪的供熱量最好占總熱量的 25% ～ 30%；胎兒在母體中，消耗的葡萄糖較多，因此，孕婦每日至少要攝取碳水化合物 200 ～ 250 克以上；膳食中還應有一定數量的膳食纖維，以保持排便暢通；鈣、鐵、鋅以及各種維他命也都應有所增加。

準媽媽早期飲食需求

懷孕早期膳食是指妊娠的第 1 ～ 12 週。這個階段的胎兒生長發育緩慢，孕婦常發生妊娠反應。因此，膳食應以清淡、易消化食物為主，如早餐可吃烤饅頭片、麵包乾、蘇打餅乾等，還可配以蛋、牛肉或豆漿。適於少量多餐以免引起嘔吐。多食優質蛋白食物，如牲畜肉類、蛋類、奶類、魚類、禽類、豆製品等，每日蛋白質攝取量不能少於 40 克；熱量供應要適量，碳水化合物每日至少 150 克（合雜糧約 200 克）；多吃些新鮮蔬菜和水果。烹調方法要講究，應採用帶酸味的調味料，或吃些涼拌菜，以增加食慾。

妊娠早期的每日攝取的食物量

主食：米、麵 250 克；

雜糧（玉米、小米、豆類等）25 ～ 50 克

動物類食品（魚、肉、禽類）100 ～ 150 克；

蛋類 50 克

蔬菜（綠色蔬菜占 70%）400 克；

牛奶 250 克；

水果（富士蘋果）200 克

烹調油 25 克

妊娠早期食譜舉例

早餐：甜牛奶（牛奶 250 克，白糖 15 克），饅頭（麵粉 50 克），水煮蛋（蛋 50 克），鹹菜 5 克，熱拌豆芽（綠豆芽 100 克）

加餐：富士蘋果 200 克

午餐：豆粥（小米 25 克，紅豆 10 克），花捲（麵粉 100 克），蝦米白蘿蔔（蝦米 10 克，白蘿蔔 100 克），肉絲芹菜（肉絲 50 克，芹菜 150 克）

加餐：柳丁 100 克

晚餐：米飯（稻米 100 克），肉絲鮮蘑油菜（瘦肉絲 75 克，蘑菇 30 克，油菜 250 克），烹調油 10 克，紫菜蛋花湯（紫菜 10 克，蛋 20 克）

加餐：麵包（麵粉 50 克）

全天烹調油用量 35 克，食鹽及調味品適量。

以上食譜含熱量 2,300 大卡（9,623.2 千焦），蛋白質 81.3 克，占總熱量的 14.1%，脂肪 76.8 克，占總熱量的 30%，碳水化合物

321 克，占 55.8%，維他命 A877 微克，維他命 E32 毫克，維他命 B11.57 毫克，維他命 B21.42 毫克，維他命 C154.6 毫克，菸鹼酸 15 毫克，鈣 994 毫克，鐵 25.1 毫克，鎊 14.8 毫克，晒 53.21 微克，銅 2.26 毫克。

準媽媽中期飲食需求

懷孕中期膳食是指妊娠第 13 ～ 27 週。這個階段的胎兒生長迅速，其骨髓、牙胚及五官和四股已開始形成，體重約達 1,000 克左右。因此，膳食的熱量供應要充足，特別是全穀雜糧類食物，每天應達 400 ～ 450 克；豆類或豆製品為 50 克；肉、蛋、禽、魚要交替食用，每日達 100 ～ 150 克；每週食用 1 ～ 2 次動物肝臟，每次 50 ～ 100 克；每天飲用 250 克牛奶或豆漿；每天吃蔬菜、水果 500 克。除此以外，還應經常食用含鈣、鐵豐富的食品，如蝦米、海帶、紫菜等。妊娠中期食慾增加，增大的子宮擠壓胃部，餐後有飽脹感。每日可分 4 ～ 5 次進食，每次適量。孕婦不可過食致營養過剩，以防嬰兒過於肥胖，易患心血管疾病。避免服過量補藥及維他命製劑。

妊娠中期的每日攝取的食物量

主食：米、麵 400 ～ 450 克

雜糧（玉米、小米、豆類等）50 ～ 100 克

動物類食品（魚、肉類）100 ～ 150 克

動物肝臟 50 克（每週 2 ～ 3 次）

豆類及其製品 100 克

蛋類 50 克

蔬菜 500 ～ 1,000 克

牛奶 250 克

水果 250 克

食鹽 10 克

烹調油 20 ～ 40 克

妊娠中期食譜舉例

早餐：甜豆漿（豆漿 250cc，糖 5 克），花捲 75 克，涼拌海帶冬粉（乾海帶 20 克，乾冬粉 20 克），水煮蛋（蛋 50 克）。

加餐：蘋果 150 克。

午餐：米飯（稻米 1,000 克），米粥（小米 30 克），溜肉片小黃瓜木耳（瘦肉 50 克，小黃瓜 100 克，乾木耳 4 克），蝦米油菜（乾蝦米 15 克，油菜 250 克），番茄蛋花湯（番茄 50 克，蛋 20 克）。

加餐：柳丁 200 克。

晚餐：烙蔥花餅（中筋麵粉 100 克），玉米粥（玉米渣 30 克），溜肝尖嫩莖萵苣（豬肝 50 克，嫩莖萵苣 100 克），素炒大白菜香菇（大白菜 250 克，香菇 10 克）。

加餐：甜牛奶 250 克。

全天烹調油用量 35 克，食鹽及調味品適量。

以上食譜含熱量 2,468.5 大卡（10,328.2 千焦）。蛋白質 87 克，占總熱量的 14.1%，脂肪 76.9 克，占總熱量的 28%，碳水化合物 357.9 克，占 579%，維他命 A3,226 微克，維他命 E2,989 毫克，維他命 B11.52 毫克，維他命 B22.5 毫克，維他命 C233.5 毫克，菸鹼酸 23 毫克，鈣 1,012 毫克，鐵 36.9 毫克，鋅 17.87 毫克，銅 2.77 毫克。

準媽媽後期飲食需求

懷孕末期膳食是指妊娠第 28 ～ 40 週。此階段母體代謝達到高峰，胎兒生長速度最快，胎兒體重 50% 是這時成長的。懷孕末期胎兒體內儲存的營養素最多，因此，膳食的熱量供應要繼續增加，但又要注意不要過多，以免造成分娩困難；增加優質蛋白的攝取，肉、禽、蛋、魚交叉食用，每天 150 ～ 200 克；食動物肝臟，每週 2 次，每次 50 ～ 100 克；每天飲牛奶或豆漿 500 克。這時孕婦子宮不斷增大，消化系統被擠壓，因此應採取少量多餐的辦法，使胃部舒適。除此以外，如果孕婦出現水腫現象，應減少鹽的攝取量。

妊娠晚期每日食物攝取量

米、麵 400 ～ 500 克，豆類及豆製品 50 ～ 100 克

蛋類 50 ～ 100 克，牛奶 500 克

畜、禽、魚肉類 150 ～ 200 克

動物肝臟 50 克（每週 1 ～ 2 次）

蔬菜 500 ～ 800 克

水果 200 克。

妊娠晚期食譜舉例

早餐：米粥（稻米 30 克），水煮蛋（蛋 50 克），花捲（麵粉 75 克），燴小黃瓜條（小黃瓜 50 克）。

加餐：甜牛奶 250 克，柑 100 克。

午餐：米飯（稻米 150 克），白菜炒腰花（白菜 150 克，腰花 75 克），冬瓜小排骨湯（冬瓜 100 克，豬小排 50 克）。

加餐：柑橘 100 克。

　　晚餐：米飯（稻米 125 克），肉絲金針花木耳（肥瘦肉 25 克，蛋 25 克，鮮金針花 150 克。鮮金針花應經蒸或煮處理後再食用，防止秋水仙鹼中毒，木耳 2 克），紫菜蝦米湯（紫菜 10 克，蝦米 10 克）。

　　加餐：優酪乳 250 克。

　　全天烹調油用量 30 克，食鹽及調味品適量。

　　以上食譜含熱量 2,650 大卡（911,087.6 千焦）。蛋白質 105.4 克，占總熱量的 15.9%，脂肪 79.2 克，占總熱量的 26.9%，碳水化合物 379.2 克，占 57.2%，維他命 A1,312 微克，維他命 E29 毫克，維他命 B11.52 毫克，維他命 B22.09 毫克，維他命 C 且 62.1 毫克，於鹼酸 18.9 毫克，鈣 1,529 毫克，鐵 30.4 毫克，鑄 20 毫克，晒 104.12 微克，銅 2.3 毫克。

★ 溫馨提示

> 　　要想生育一個健康的小寶寶，除需要夫婦平時合理膳食營養外，孕婦在妊娠期還必須根據妊娠特點，適當增補必需的營養素，尤其是容易被忽視的微量元素，以保證胎兒的正常發育。胎兒若得不到足夠的微量元素，輕者影響發育生長，重者可能導致畸形或流產。胎兒所需的微量元素來自母體，但是微量元素在食品中含量甚微，不可能單純食用，因此，孕婦要了解一些常用食品中微量元素的含量情況，以便在妊娠期間適時食用。

銀髮族的健康飲食

食物是人們賴以生存的物質基礎，是人體營養之來源，是構成人體後天生長發育的原始材料。影響人類壽命長短的因素很多，其中飲食營養是延長壽命的物質基礎，飲食不但可以養人，而且還可以療疾祛病延年。根據老年人機體各系統器官生理功能的變化，老年人的營養應當著重防老抗病，謀求維持身心健康和益壽延年。因此對各種營養素的需求與青壯年也有所不同。

老年人日常膳食中要注意粗糧、細糧搭配，多吃蔬菜、水果，適量補給魚、蛋、禽、肉、乳就能維持機體所需的蛋白質、維他命、礦物質、醣類等各種營養要素，飲食是五味氣血生化之源。《黃帝內經》中寫道：「五穀為養，五果為助，五畜為益，五菜為充，氣味和而服之，以補益精氣。」這是非常正確的。

銀髮族的飲食需求

- 食物組成要多樣化

各種食品有各自的營養特徵。如肉、魚、乳、蛋等是優質蛋白的重要來源，但含膽固醇和飽和脂肪酸多，對老年人心血管系統不利；豆製品蛋白質含量高，離胺酸多，但甲硫胺酸含量少，蛋白質營養價值不如動物性蛋白質高；穀類食物的碳水化合物主要是澱粉，含有豐富的維他命 B 群，是我們喜愛的主食，但蛋白質中離胺酸含量少，營養價值不高。如果能使膳食中的食物多樣化，這樣既可使營養素之間產生互補作用，又可消除某些食物對機體產生的不利影響。

- 食物搭配要注意酸鹼平衡

食物的酸鹼平衡性常常影響到血液和淋巴液等的酸鹼平衡。為了

防止老年性疾病，最好節制酸性食物的攝取，需要多吃些鹼性食物。新鮮蔬菜、水果和奶類含鹼性物質多，雜糧、肉類則多偏酸性。如果葷素搭配，菜糧兼食，就有利於保持血液的酸鹼平衡並使它趨於弱鹼性，對長壽有益。

- 食物烹調加工要適合老年人消化系統的特點

進入老年期後咀嚼消化和吸收功能隨著年齡的增加而逐漸減弱，味覺也在改變，某些壯年時期喜好的烹調方法，這時已漸漸不能適應，因此，老年人的物宜偏於細緻、清淡、易於咀嚼和易於消化。老年人機體的抵抗力較弱，不清潔的食物易引起腹瀉，故烹調食物時，首先應注意清潔衛生、飲食溫度適中，不能過熱或過冷。

- 餐次安排及熱量分配要合理

餐次應以胃腸道的消化吸收能力為基礎，保證用餐時有良好的食慾。一般混合食物在胃中停留約 4 ～ 5 小時，兩餐間隙應以此為依據。按照我國的習慣，每日三餐較為理想。早餐：6：30 ～ 7：30，其熱量可占全天熱量的30%；午餐：12：30 ～ 13：30，其熱量可占全天熱量攝取的40%；晚餐：18：00 ～ 18：30，其熱量可占全天熱量的30%。有的老年人晚上就寢較晚，在睡覺前吃一份水果或不太甜的點心 25 ～ 50 克，對胃酸分泌較多的老年人有一定的益處。

銀髮族防老抗衰最佳食物選

人體為了生存，每天都需要攝取許多食品，這些食品除能提供機體必需的營養物質外，還有防病、防老抗衰、延年益壽等作用。如果老年人注意加以選擇食用，對健康十分有益。

- 牛、羊奶

牛奶性味甘平，有補虛養身、止渴潤腸之功。糖尿病、營養不良、浮腫、脂肪肝、大便祕結等病患者，宜食牛奶。羊奶性甘溫，有補寒冷、潤心肺之功效，老年體弱食之較好。最值得提醒老年朋友的是：牛奶是補鈣的最佳天然飲品，如果對牛奶不過敏的話，最好每天飲 1 ～ 2 杯。

- 黃豆

含有豐富的蛋白質、多元不飽和脂肪酸及多種維他命。利大腸，消腫毒，此外還能降低血清膽固醇。

- 花生

含豐富的不飽和脂肪酸、卵磷脂、蛋白質、維他命 A、維他命 B、維他命 E、維他命 K、無機鹽等。有潤肺化痰、滋養調氣、醒酒開胃等功效。現代醫學研究發現，花生有降血壓、止血和降低血膽固醇功用，對心血管疾病及各種出血性疾病有輔助治療作用。

- 大棗

味甘性平，含有多種維他命和無機鹽，有補血、止血、養胃健脾之功效。適用於脾胃虛弱、氣血不足、貧血萎黃、倦怠乏力和失眠、過敏性紫癜、血小板減少、高血壓等症。

- 核桃

含有豐富的不飽和脂肪酸、蛋白質、維他命 A、抗壞血酸、維他命 C、生育酚維他命 E、磷、鐵、鎂等，是一種滋補食品。經常食用可補血潤肌，對大腦神經有益，是神經衰弱的輔助治療劑。

- 山楂

含山楂酸、抗壞血酸、黃酮等成分，有開胃消食、化滯消積、活血化瘀、消油化膩之功用。現代醫學認為，山楂可降血壓、降血脂、強心、抑菌，適用於高血壓、高血脂及老年性心臟衰弱。

- 葡萄

性平味甘，有利筋骨、益氣補血、除煩解渴、健胃利尿等功效。可用於治療筋肌風溼痛、小便澀痛等。常食能使人健壯，耐風寒。葡萄乾能健胃益氣、開胃口、增進食慾，虛弱者最宜食用。

- 木耳

黑木耳味甘性平，有滋養、益胃、活血、潤燥之功，可用於痔瘡出血、血病便血、高血壓、便祕等症。現代醫學研究發現，黑木耳能減少血液凝塊，防止血栓形成作用，故可防治心腦血管疾病。白木耳則有生津、潤肺、滋陰、養胃、益氣、活血、補腦、強心作用。適用於治療肺熱咳嗽、肺燥乾咳、咳痰帶血、胃腸燥熱、血管硬化、高血壓等症。民間流傳白木耳有延年益壽作用。一般食法多取冰糖與銀耳共燉。其作用滋而不膩、補而不滯，老年體弱多病後恢復尤為相宜。

- 香菇

性涼味甘，有益氣補中、治風破血、健脾等功效。現代醫學研究發現，香菇能有效降低血中膽固醇濃度，可用來防治心血管疾病。其提取液中含抗癌物質，有抗癌作用。此外對治療白血球減少症、病毒性肝炎也有效果。

- 蜂蜜

具有補中益氣、安五臟、除百病、和百藥等妙用，是傳統的益壽

食品。現代醫學證實其作用確定。含有 60 多種有效成分，對老年性咳嗽、便祕、氣管炎、高血壓、冠心病、胃腸病都有輔助治療作用。

- **蘿蔔**

有白蘿蔔和紅蘿蔔之分。白蘿蔔有消食、化痰、順氣、解疲、利尿等功效。適用於消化不良、胃酸脹滿、咳嗽痰多等症。紅蘿蔔能下氣補中，利肺潤腸，安五臟等，有「小人參」之美譽。現代醫學發現，紅蘿蔔有降血壓、降血脂、強心、抗過敏等作用。適用於高血壓、冠心病等疾病的輔助治療。

- **魚**

含有優質蛋白、多元不飽和脂肪酸及豐富的脂溶性維他命，且易消化吸收，老年人及有心血管疾病與肝、腎疾病的患者最宜食用。

銀髮族延緩衰老食療方

松子抗衰膏

松子仁 200 克，黑芝麻 100 克，核桃仁 100 克，蜂蜜 200 克，黃酒 500cc。將松子仁、黑芝麻、核桃仁同搗成膏狀，入砂鍋中，加入黃酒，文火煮沸約 10 分鐘，倒入蜂蜜，攪拌均勻，繼續熬煮收膏，冷卻裝瓶備用。每日 2 次，每次服食 1 湯匙，溫開水送服。滋潤五臟，益與養血。適用於治療肺腎虧虛、久咳不止、腰膝痠軟、頭暈目眩等症。

中老年人經常服用，可滋補強壯、健腦益智、延緩衰老。

腦力勞動者經常服用能使思維敏捷、記憶力增強，是抗老防衰的有效食品。

烏髮糖

核桃仁 250 克，黑芝麻 250 克，赤砂糖 500 克。將紅糖放入鋁鍋內，加水適量，用武火燒開，移文火上煎熬至稠厚時，加炒香的黑芝麻、核桃仁攪拌均勻停火即成烏髮糖。將烏髮糖倒入塗有熟芥花油的琺瑯盤中攤平、晾涼，用刀劃成小塊，裝糖盒內備用。早、晚各食 3 塊。健腦補腎，烏髮生髮。適用於頭昏耳鳴、健忘、掉髮、頭髮早白等症。久服有預防早衰作用。

補腎復元湯

山藥 50 克，肉蓯蓉 20 克，核桃仁 2 個，菟絲子 10 克，羊瘦肉 500 克，羊脊骨 1 份，粳米 100 克，蔥、薑、料酒、胡椒粉、八角、鹽、花椒、水各適量。將羊肉洗淨血水，切塊。羊脊骨洗淨剁條，藥料用紗布袋裝好，綁口，與羊肉、羊骨、粳米同放鍋中加清水適量，旺火燒開去浮沫，再放花椒、料酒、八角，文火燜羊肉爛熟。食時加鹽、味精調味。每日 1 次，隨量佐餐食。溫補腎陽，抗衰老。

適用於未老先衰、耳鳴目花、腰膝無力、陽萎早洩等症。

經常食用可防止衰老、健康長壽。

團魚湯

團魚 1 隻（重約 1,000 克），羊肉 500 克，草果 5 克，生薑 15 克，胡椒粉 1 克，食鹽 3 克，味精 2 克。將團魚（中華鱉）放沸水中燙死，剁去頭、爪，揭去鱉甲，掏出內臟。將團魚肉、羊肉切成 2 公分見方小塊，放入砂鍋中，草果、生薑也同時放入，置武火上燒開後，改用文火燉至熟爛。吃時加鹽、味精、胡椒粉調味，可佐餐或單食，分數次吃完。

調節陰陽，維持體內平衡。適用於陰陽氣血不足者。常服可保健

防病，且有利於慢性病患者康復，體虛者食可健身。

龍眼蓮子糯米粥

龍眼肉 20 克，蓮子肉 30 克，糯米 50 克，白糖適量。將蓮子清水泡發；糯米淘洗乾淨，與龍眼肉同入砂鍋內；加水適量，文火煮粥，粥熟後可加少許白糖調味。每日早晚各 1 碗。補虛增智，抗衰延壽。

古人稱龍眼肉為「果中神品，老幼皆宜」。能補虛長智，常服能提高大腦功能、增強記憶力。中老年人服食可延緩腦動脈硬化、延緩衰老過程。

★ 溫馨提示

老年人少吃有益長壽。食鹽過多，對老年人和患有心臟病、高血壓、腎臟病、肝硬變或伴有腹水的人更會帶來不利影響。因此，有營養學家建議，每人每日食鹽供給量應為 6 ～ 8 克，而美國長壽學會則建議還可降低 2 克～ 4 克。許多老年人由於長期的飲食習慣，造成口味有「輕」、有「重」，但這並非生理需求。從老年人健康長壽著想，應根據個人情況，自我控制食鹽量，如心、腎、肝患者，可根據醫囑和營養師的指導，採用少鹽飲食，即每日只食用 2 ～ 4 克鹽；或採用無鹽飲食，即膳食中不加鹽；或採用低鈉膳食，即限制食用某些含鈉高的食物，如醬菜、素麵、油條、蝦米、油菜、菠菜、芹菜、莧萊等。

飲食與料理：
有益健康的食物組合

★ 一分鐘營養提要：

- 有益健康的食物組合能夠讓人們取得對食物的營養達到最大的吸收效果。
- 各類食物的合理搭配能夠滿足人體所需的各種營養。
- 了解各種食物的搭配方法可以興利除弊。

葉菜類蔬菜的組合料理

葉菜類蔬菜：包括白菜、菠菜、油菜、高麗菜、莧菜、韭菜、芹菜及蒿菜等，主要提供 β- 胡蘿蔔素、維他命 C 和 B2。其中油菜、莧菜、雪裡蕻、薺菜和菠菜，含胡蘿蔔素及維他命 C 較豐富。無機鹽的含量也較多，尤其是鐵，不僅量多，而吸收利用率也較好，因此這些食品對預防貧血是非常重要的。但是，蛋白質的含量較少，平均約為 2%；脂肪含量則更少，平均不超過 0.5%；碳水化合物一般也不超過 5%。

有益健康的食物組合原理

- β- 胡蘿蔔素 + 油脂或與含有油脂的食品一起攝取

葉菜類蔬菜內含有的豐富的 β- 胡蘿蔔素屬於脂溶性的維他命，因此與油脂一起攝取更具效果。例如，用油熱炒含 β- 胡蘿蔔素的紅蘿蔔，可再搭配芝麻油一起攪拌。具有保護眼睛或肌膚，並預防癌症、動脈硬化、感冒的作用。

- 維他命 C+ 蛋白質

葉菜類蔬菜所含的維他命 C 的重要功效就是製造骨膠原。此外，能阻礙麥拉寧色素的生成，減緩病毒的活動，對癌症具有防禦功能，且能提高致病物質亞硝胺的生成，還能消除疲勞抗心理壓力、展現光澤肌膚、預防黑斑等。維他命 C 與蛋白質的組合能提升營養的吸收率。

- β- 胡蘿蔔素 + 維他命 C+ 維他命 E

β- 胡蘿蔔素加維他命 C 加維他命 E 具有抗氧化作用，因此也被

稱為預防癌症的維他命三劍客。含豐富維他命 E 的植物油、果實類、杏仁、花生、烏賊、沙丁魚等，都能提升抗氧化作用並防止老化。葉菜類蔬菜可以與這類食物與搭配組合。

- 食物纖維＋動物性食品

葉菜類蔬菜內的食物纖維能提升整腸作用，排除動物性食品脂肪或膽固醇。因此，可與一些動物性食品相互搭配食用。

- 食物纖維＋動物性食品＋牛磺酸

葉菜類蔬菜內的食物纖維能縮短腸內糞便的滯留時間，還能排除動物性食品的膽固醇與有害物質等。此外與貝類等所含的牛磺酸相互搭配下，則有益身體健康。

對身體有益的美味料理

【菠菜拌核桃】

菠菜的 β- 胡蘿蔔素與維他命 C，最適合與維他命 E 結合為擊潰癌症的三劍客。

材料

- 菠菜、核桃、乳酪，醬油、砂糖、味精、高湯少許

製作方法（2 人餐）

- 將 1/3 束菠菜汆燙，過水後擰乾。
- 將 1/4 大匙的醬油與 1/2 大匙的高湯淋在菠菜上，再切成 4 ～ 5 cm長段。
- 將 1/4 杯的核桃去除外皮後壓碎。添加 2 大匙低卡乾乳酪磨碎攪拌均勻，再添加各 1/2 小匙的砂糖、味精、高湯進行調味。
- 將 1/4 顆蘋果切成薄片。

- 將這幾種材料一起拌勻即可。

備忘錄

如果沒有核桃的話，使用芝麻也可獲得相同效果。雖然是一道副菜，不過營養可以算是滿分啦。

【小油菜煮油豆腐】

為了提升小油菜的 β- 胡蘿蔔素的吸收率，則與油脂或含脂肪的食品一起搭配組合。

材料

- 小油菜、油豆腐，高湯半杯，醬油、酒、味精、鹽少許

製作方法（2 人餐）

- 將 200 克的小油菜切成適當的長度，再將一片油豆腐放入熱水裡去油後，切成寬度 2 cm 的形狀。

- 在炒鍋內倒入 1/2 大匙的沙拉油後熱鍋，以大火炒切好的小油菜，再添加湯汁（高湯 1/2 杯、醬油、酒各 1/2 大匙、味精 1小匙、少許的食鹽），稍微燉煮一下後就可充分入味。最後盛入準備好的盤子即可。

備忘錄

- 採用小油菜拌花生醬，也可取得同樣的營養效果。將 2 小匙花生醬與各 1/2 大匙的醬油、砂糖、味精攪拌均勻即可。

【茼蒿炸豬肉沙拉】

茼蒿的 β- 胡蘿蔔素與維他命 B2、C，搭配豬肉的蛋白質或脂肪，有助於美容、健膚。

材料

- 茼蒿、豬肉，青蔥、沙拉油、檸檬汁、醬油，蒜泥、鹽、胡椒粉少許

製作方法（2 人餐）

- 截取 1 束茼蒿的軟葉部分。將 5 cm 長的青蔥切絲。
- 將 100 克豬腿肉切成一口大小後，淋上少許鹽和胡椒粉。
- 製作沙拉醬材料（2 大匙沙拉油、1 大匙檸檬汁、1 小匙醬油、1 小匙蔥末、各少許的蒜泥、鹽、胡椒粉）。
- 將切好的豬肉攤開後撒上一層薄薄的澱粉，將多餘的粉料抖掉。然後放入中火燒熱的油中，炸成金黃色後撈出備用。
- 將茼蒿盛在盤子上，放上炸好的豬肉，再撒上切好的蔥絲與檸檬果肉。食用時再淋上製作好的沙拉醬，攪拌均勻後即可食用。

備忘錄

- 此菜具有除去膽固醇的功效，而且也含豐富的鉀，能將鹽分順利運出體外，對於罹患高血壓的人來說，可說是最佳的夥伴了。

【蛋炒韭菜鹹鱈魚仔】

韭菜與蛋、鹹鱈魚仔搭配組合之下，具有卓越不凡的滋養強身之效。

材料

- 韭菜、蛋 3 顆、鹹鱈魚仔，鹽、胡椒粉少許

製作方法（2 人餐）

- 將 1/2 束韭菜切成 4 cm 長的段。
- 取 250 克鹹鱈魚仔備用。
- 將 3 顆蛋打散後放入容器內攪拌，再放入韭菜與鹹鱈魚仔一起混合，最後再倒入少許鹽、胡椒粉一起攪拌。
- 先在平底鍋內倒入 1/2 大匙的沙拉油熱鍋，再把攪拌好的材料倒入，用中火再以筷子將蛋汁攪拌成半熟狀，凝固後則翻到另一面，再用文火煮熟。

備忘錄

- 也可使用豬肉來替代鹹鱈魚仔。韭菜的蒜素可以提升豬肉內維他命 B1 的吸收率，屬於活力來源的一道小菜。先將豬肉煮熟後，就可和韭菜與蛋一起做成此道料理。另外，鰻魚仔也是精力來源的一道食品。

★ 溫馨提示

在綠葉菜中，除維他命 C 外，其他維他命素含量均是葉部比根莖部高，嫩葉比枯葉高，深色的菜葉比淺色的高。所以在選擇蔬菜時，應注意選新鮮、色澤深的蔬菜。

根莖類的組合料理

根莖類：包括蘿蔔、馬鈴薯、藕、地瓜、牛蒡、山藥、芋頭。藕和地瓜中含澱粉較高，約 15% ～ 30%，以地瓜為最高。紅蘿蔔含有較高的胡蘿蔔素，每百克可達 4.07 毫克。蛋白質和脂肪含量普遍不

高，其中馬鈴薯和芋頭中含蛋白質相對較高，約 2%。根莖類也含有鈣、磷、鐵等無機鹽，但含量不多。

有益健康的食物組合原理

- 食物纖維＋動物性食品

富含食物纖維的根莖類食物與動物性食品的這種食物組合屬於去除膽固醇的組合。在偏重肉食的飲食生活裡，含豐富食物纖維的根莖類屬於有益健康的食品。

含高膽固醇的食品中，最適合與根莖類蔬菜相搭配的食品莫過於蛋、鰻魚、鮭魚等魚卵，以及含多脂肪的肉類與內臟等。

- 食物纖維＋牛磺酸

這種食物組合產生了食物纖維與牛磺酸的協和作用，能預防及改善動脈硬化等病症。貝類、烏賊、章魚、螃蟹、蝦、魷魚等都含有牛磺酸。

- 維他命 C（馬鈴薯）+β- 胡蘿蔔素、維他命 E、蛋白質

此類食物組合可以防癌、防止動脈硬化、防止老化

★ 對身體有益的美味料理

【紅蘿蔔柳橙醬】

富含 β- 胡蘿蔔素＆維他命 C 的紅蘿蔔，搭配上富含維他命 E 的核桃或含有脂肪的乳酪或植物油一起烹炒後食用，能預防感冒與癌症。

材料

- 紅蘿蔔、乳酪、核桃，柳橙汁、蜂蜜、萊姆酒少許

製作方法（2人餐）

- 將一根紅蘿蔔去皮切成 4 公分長後，稍加熱水汆燙。
- 將常溫下的 80 克乳酪醬，及 3 大匙的柳橙汁、2 小匙的蜂蜜、些許的萊姆酒混和後，與製作好的紅蘿蔔一起攪拌。
- 將攪拌均勻的紅蘿蔔盛入盤內，再添加 6 顆已切碎的核桃及一顆柳橙的果肉即可食用。

備忘錄

- 紅蘿蔔不管是生吃或熱煮，皆可滋潤五臟，還具有補血功能。長期患病而喪失體力者、老年人或體質虛弱的孩童，只要經常食用就可發揮增強體力的功效。
- 紅蘿蔔還有幫助腸胃蠕動的作用，因此常感覺到胃部不適、食慾不振、下痢時，可發揮改善之功效。
- 而且紅蘿蔔也具有保溫身體的作用，因此紅蘿蔔與羊肉所做成的湯汁料理，可說是最具強壯、增強精力功效的一道料理。

【油炸一口蓮藕】

蓮藕與富含牛磺酸的生烏賊片搭配之下，能改善膽固醇值；與植物油中的維他命 E 搭配下，能預防癌症。

材料

蓮藕、烏賊，西芹、醬油、味精、砂糖、鹽少許

製作方法（2人餐）

- 將 150 克蓮藕去皮後浸泡在淡醋水中去除澀汁。將 1/3 量的蓮藕切成薄片後再度浸泡在醋水內，剩餘的蓮藕則磨成泥狀。
- 將磨好的蓮藕泥與 100 克瀝乾水分的生烏賊片攪拌在一起。

- 接著在其中添加 1/2 小匙的醬油、1 小匙的味精、2 小匙的砂糖、1/4 小匙的鹽後攪拌均勻，再揉成小球狀。
- 將油加熱到 170℃，放入浸泡在淡醋水中去除澀汁的蓮藕薄片，炸到粗脆。接下來把揉成小球狀的蓮藕泥團撒上些許澱粉後油炸，炸至金黃色撈起瀝乾油分。
- 把炸好的蓮藕薄片和蓮藕團擺入盤中，再撒些西芹即可食用。

備忘錄

- 也可使用章魚、蝦子等生魚片以取代生烏賊片。

【牛蒡蓮藕沙拉】

牛蒡富含豐富的食物纖維，可與同樣富含食物纖維的食品做成生菜沙拉，再利用含油脂成分的沙拉醬，以助於消除便祕。

材料

牛蒡、蓮藕、高湯，火腿、巴西里，醬油、芥末醬少許

製作方法（2 人餐）

- 將 1/2 根牛蒡清洗乾淨後微烤，再浸泡在醋水內。將整節的小根蓮藕去皮後切成半月形薄片，再用醋水浸泡。
- 將牛蒡與蓮藕放入熱水裡氽燙一下，再瀝乾水分備用。
- 製作醬汁（半杯高湯、1/2 小匙的醬油、1/1 大匙的芥末醬）。
- 將製作好的醬汁與氽燙好的牛蒡與蓮藕攪拌在一起，再灑上 2 片切丁的火腿及巴西里即可食用。

備忘錄

- 蓮藕自古以來就被用做各種情況的止血之用，近年來，醫學上發現蓮藕的澱粉除了具有卓越的止血作用之外，還具有藥

效。此外，還能改善貧血、胃潰瘍、痔瘡等，因此罹患這些疾病的慢性出血性病患，則可食用蓮藕來改善症狀，而且在連帶黑節部分一起榨成汁後，可發揮止咳的功效。

【馬鈴薯烤牡蠣】

馬鈴薯的維他命 C，可與牡蠣及牛乳的蛋白質與鐵形成三劍客，以預防貧血。

材料

馬鈴薯、牡蠣、牛乳，1/2 顆洋蔥，3 根蘆筍，鹽、胡椒粉、麵粉、鮮奶油少許

製作方法（2 人餐）

- 將 3 顆馬鈴薯連皮一起在開水中汆燙後，趁熱剝除外皮，將其中一個切成 5mm 後的圓形片狀後，剩餘兩個皆做成馬鈴薯泥。
- 將製作好的馬鈴薯泥及 1 杯半牛乳倒入鍋內用小火加熱，再用些許的鹽巴、胡椒粉調味，關火後加入 1/4 杯的鮮奶油一起攪拌。
- 將 1/2 顆洋蔥切片，再將 3 根蘆筍稍微汆燙後切成 4 公分長。
- 在 150 克的牡蠣上灑些鹽巴、胡椒粉、麵粉後嫩炒，再放入切好的洋蔥和蘆筍一起熱炒。
- 在耐熱盤內塗上一層奶油，放入切成圓形的馬鈴薯片，並把製作好的所有材料盛入盤內，再加上 40 克的乳酪，放好之後，放入 200℃的烤箱內烘烤 15 分鐘即可食用。

備忘錄

- 將新鮮的馬鈴薯去皮除芽後，磨成泥狀，然後擠出 1 ～ 2 小
  匙的濃縮汁，每天飲用兩次，可改善胃、十二指腸潰瘍、慢性
  便祕。此外，將馬鈴薯烤黑也具有相同的功效。將已去皮的馬
  鈴薯切成薄片烤成焦黑後，一天食用 2 ～ 3 片，或者將馬鈴
  薯汁放入土鍋內熬煮到焦黑後飲用，都能改善胃、十二指腸潰
  瘍症狀。

【柑橘風味地瓜】

富含 β- 胡蘿蔔素與維他命 C 的地瓜，搭配含維他命 E 油脂的植
物油與核桃，能緩解長期注視電腦所產生的眼睛疲勞。

材料

地瓜、植物油、核桃，柑橘果醬、檸檬汁、萊姆酒、薄荷葉少許

製作方法（2 人餐）

- 將一顆地瓜帶皮切成合適的大小尺寸後，泡入水中去澀汁。
- 將鍋中的油加熱後，將切好的地瓜瀝乾，放入鍋內油炸到表面
  呈現金黃色為止。
- 將 2 匙半的柑橘果醬、1 大匙的檸檬汁、1/2 大匙的萊姆酒混
  和均勻，澆在炸好的地瓜上，再撒些已略微炒熟的核桃 20 克
  及少許薄荷葉。

備忘錄

- 此道料理屬於清爽的沙拉風味。也可用油炸過的地瓜、蘿
  蔔泥、蘋果、薄荷葉、檸檬口味的沙拉醬，做成不同風格
  的口味。

★ 溫馨提示

根莖類蔬菜還含有較多的纖維素、半纖維素、木質素和果膠等。這些物質不能被人體消化酶水解，但可促進腸道蠕動，有利於糞便排出。有人發現，膳食纖維還可防止和減少膽固醇的吸收，所以多吃根莖類蔬菜有利於預防動脈粥樣硬化。

瓜類與茄果類蔬菜的組合料理

瓜類與茄果類蔬菜：包括冬瓜、南瓜、櫛瓜、絲瓜、小黃瓜、茄子、番茄和辣椒等。這類的營養素含量均較低。但辣椒含有豐富的維他命 C 和胡蘿蔔素。每斤番茄含維他命 C 的量相當於 500 克香蕉或 750 克蘋果或 1,500 克梨。由於番茄本身含有機酸，能保護維他命 C 不受破壞，烹調損失要少得多。

有益健康的食物組合原理

• β- 胡蘿蔔素 + 維他命 E+ 維他命 C

瓜類與茄果類蔬菜內所含的 β- 胡蘿蔔素以及食物纖維十分豐富，這類食物只要與其他含有維他命 C、E 的食物相搭配構成維他命營養三劍客就可有效抗癌。有助於排泄腸內的有害物質，提升防癌的效果。接下來，要提升整體的體力，只要和有助於蛋白質及 β- 胡蘿蔔素吸收的油脂，或脂肪類食品一起烹調，就更能發揮畫龍點睛之效了。

• 食物纖維 + 動物性食品 + 牛磺酸

瓜菜類蔬菜內的食物纖維能縮短腸內糞便的滯留時間，還能排除動物性食品的膽固醇與有害物質等。此外與貝類等所含的牛磺酸相互

搭配下，則有益身體健康。能產生預防癌症、感冒及抗寒能力。

對身體有益的美味料理

【油炸南瓜芝麻】

南瓜內富含豐富的 β- 胡蘿蔔素和維他命 C、維他命 E，與能提升 β- 胡蘿蔔素吸收率的植物油一起烹調食用，具有很好的防癌效果。

材料與製作方法（2 人餐）

- 將 250 克南瓜內的種子去除乾淨（盡可能留下纖維），連皮切成小方塊後燜煮，再壓碎。
- 將南瓜糊搓成一口大小後，裹上麵衣（麵粉、蛋汁、芝麻），放在 180℃的熱油裡炸至金黃。
- 製作醬汁。將適量的檸檬汁、鹽、胡椒粉與 6 大匙的優酪乳一起攪拌均勻。
- 把製作好的醬汁淋在炸好的南瓜糊上即可。

備忘錄

- 南瓜的外皮周圍部分的營養價值高於果肉部分，因此烹調時最好連同外皮一起烹調，而內攘的絲絡所含的 β- 胡蘿蔔素含量為果肉的 5 倍。因此，在不丟棄的情況下，最好趁鮮一起當作材料。

- 南瓜容易丟失水分，可以在烹調之前先撒上一些鹽，以保留風味。

【南瓜雞肉餡】

這道菜屬於 β- 胡蘿蔔素加維他命 C 加蛋白質加油脂的組合，並且添加了可驅寒保暖的大蔥，因此最適合感冒季節裡食用。

飲食與料理：有益健康的食物組合

材料與製作方法（2 人餐）

- 將 100 克南瓜內的種子與纖維去除乾淨，切成容易食用的大小，再撒上些許的砂糖，蓋上保鮮膜後放入微波爐（強火）內加熱 3 分鐘。
- 取 80 克攪碎的雞胸肉與 2 大匙蔥末用沙拉油熱炒，倒入 2/3 杯的高湯、1 大匙的酒、1 大匙的醬油、些許的鹽巴後煮熟，撈掉澀汁後再把製作好的南瓜加入。
- 最後加入澱粉勾芡即可食用。

備忘錄

- 在冬至的時候，將 50 克乾紅豆與 350 克的南瓜一起煮食，亦可有效對抗感冒。

【青椒魚泥】

青椒與富含低熱性優質蛋白的白魚是最佳組合。有助於美白肌膚。

材料

青椒、白魚，薑汁、酒、鹽、蔥末、澱粉少許

製作方法（2 人份）

- 將 2 顆青椒縱切為二之後，取出種子。
- 將 100 克白魚泥和少許的薑汁、酒、鹽、1/2 大匙的蔥末攪拌均勻，再以澱粉稍微混合後塞入青椒內。
- 用沙拉油熱鍋，將內中塞入白魚泥的青椒炸到酥脆後，再搭配辣椒醬一起食用。

備忘錄

- 想要品嘗到辣椒的顏色與香味時，就必須縮短加熱的時間。其中要注意的是在油炸的時候，必須先用叉子將辣椒戳出幾個孔，冉直接油炸，避免因為當中含有空氣而膨脹炸開時，發生燙傷的危險。

【辣味肉餡】

辣椒的維他命 C 搭配烏賊的牛磺酸，則能發揮降低血壓或膽固醇的效用。

材料

辣椒、烏賊，蛋 1 顆，鹽、味精、澱粉、酒、砂糖少許

製作方法（2 人餐）

- 將 12 根辣椒蒂去除乾淨，縱切後取出種子。
- 剝除 150 克的烏賊外皮後切成塊狀，再與 1/2 顆蛋白、少許的鹽、味精、1 大匙的澱粉混合均勻，再用料理機攪成泥狀或直接用刀剁成泥。
- 將製作好的烏賊泥分成六等分，再將烏賊泥放在切開的辣椒上，把兩個半片的辣椒合成一個，蓋住後握成橢圓形狀。
- 將沙拉油倒入平底鍋內熱鍋，放入製作好的辣椒後將兩面烤酥。
- 製作醬汁（各 1 大匙的酒、味精、醬油、些許的砂糖），稍微加熱一下。
- 把烤好的辣椒盛盤，淋上醬汁即可成一道美味料理。

備忘錄

- 青椒的組織較為堅實，與其他蔬菜所含的維他命 C 相較之下，

不管是因烹調還是保存而流失的營養都相對少，因此，不管是生食或炒食都不必擔心養分會流失。

【番茄煮帶骨雞肉】

創造美麗肌膚。番茄的維他命 C 就要搭配帶骨雞肉的蛋白質與骨膠原。由於屬於水溶性有效成分，因此也適合烹調出湯汁料理。

材料

番茄、雞肉、玉蕈，洋蔥、西芹、木耳，6 顆黑橄欖，番茄汁、湯塊、番茄泥、紅酒、月桂，鹽、胡椒、麵粉、橄欖油少許

製作方法（2 人份）

- 將一顆番茄的果蒂及外皮剝除乾淨後切成 6 等分。再將 4 顆小洋蔥、1/2 根西芹切成一口大小。此時需將西芹的葉片切除乾淨。將 4 片已泡軟的木耳清洗乾淨後切細，再將 1/2 包玉蕈清洗乾淨後，分成小朵的狀態
- 在 300 克帶骨雞肉上撒點鹽、胡椒粉及麵粉。
- 將 1 大匙的橄欖油加熱，放入雞肉用大火熱炒後取出。
- 將 2 瓣大蒜薄片在鍋內炒出香味後，先將番茄、洋蔥、西芹以及木耳放入鍋內予以熱炒。再加入雞肉、6 顆黑橄欖、湯汁（番茄汁 1 杯、湯塊 1/2 個、番茄泥 1 大匙、紅酒 2 大匙、月桂 1 片）後，用小火燜煮 20 分鐘，最後再用鹽與胡椒粉調味。

備忘錄

- 這是一道屬於增強維他命 B2 或鐵的絕佳料理，只要把湯煮成糊狀湯汁，就可充分活用骨膠原。

★ 溫馨提示

> 蔬菜鮮嫩，富含水分，具有生命活力。新上市蔬菜從表面看似乎停止了生長，實際上仍然進行著複雜的生理和生物化學變化，其營養成分逐漸下降。應盡量選擇新鮮蔬菜，特別注意不要吃腐爛的蔬菜。

鮮豆類蔬菜的組合料理

　　鮮豆類：包括毛豆、豌豆、蠶豆、扁豆、長豆和四季豆等。與其他蔬菜相比，鮮豆類蛋白質、碳水化合物、維他命和無機鹽的含量較豐富。鮮豆中的鐵也易於消化吸收，蛋白質的品質也較好。

有益健康的食物組合原理

* 蛋白質、維他命 B1+ 蒜素

　　鮮豆類蔬菜和含有蒜素的蔥、洋蔥、大蒜、韭菜的搭配組合，能促進醣類的新陳代謝，增強體力、防止動脈硬化。

* 維他命 B2+ 維他命 E

　　鮮豆類蔬菜擁有類似動物性蛋白的成分（也稱之為大豆蛋白，具有排除血液中的膽固醇作用），並且含有豐富的維他命 B 群，與含有豐富的維他命 E 的食物搭配能創造具彈力的肌膚，並預防動脈硬化。

* 鐵 + 維他命 C

　　在鮮豆類蔬菜內還含有豐富的鐵，因此，它與含有豐富的維他命 C 的食物相搭配可以預防貧血、增強體力，促進肌膚紅潤。

對身體有益的美味料理

【海鮮大豆鍋】

大豆的鈣質搭配鮭魚、蘑菇中所含的維他命 D，能提升鈣質的吸收效果，強化骨骼。

材料

大豆、蛙魚、玉蕈，白蘿蔔、紅蘿蔔、油豆腐，酒糟、味精、鹽巴、醬油少許

製作方法（2 人份）

- 將 1/4 杯大豆放入熱水內煮 10 分鐘後，瀝乾水分再乾炒。
- 將兩片醃製的鮭魚片切成 2 等分，將 5 公分的白蘿蔔、1/2 根紅蘿蔔切成半月形，將一片油豆腐去油後切成三角形，再將一盒玉蕈的根切除乾淨後分成小朵。
- 在鍋內加入 2 杯高湯，再放入大豆、醃製鮭魚、白蘿蔔、紅蘿蔔、油豆腐後用中火熬煮。
- 在研磨缽內放入 80 克的酒糟，再添加熬煮好的湯汁後攪拌成融化狀再倒入鍋內待大豆煮軟後，再放入玉蕈，用味精、鹽巴、醬油調味。

備忘錄

- 無論含有多少的營養成分，大豆都具有難以消化的缺點，這是因為生大豆中含有會阻礙消化酵素發揮功用的物質。不過該物質一經加熱就會消失，因此，大豆要充分加熱後食用。

【白扁豆沙拉】

能增加維他命 E 效用，有助於創造美麗肌膚。

材料

白扁豆,沙拉醬、白酒、洋蔥丁、西芹、檸檬汁

製作方法(2 人份)

- 將各 1/2 杯的白扁豆用水泡後煮軟。
- 製作醬汁。在 1/2 杯的沙拉醬內加入 1 大匙的白酒、各 1 大匙的洋蔥丁、西芹後,與檸檬汁一起攪拌。
- 將煮好的白扁豆與醬汁攪拌均勻即可。

備忘錄

- 烹調前先用 3 倍的水把白扁豆浸泡一晚後,烹調時不要用大火將豆類煮到滾動,而要用文火慢煮。不想讓豆煮出顏色時,可撈除浮在水面的泡沫 2 ~ 3 次,再從鍋的邊緣慢慢加入水繼續煮。

【咖哩大豆】

洋蔥的蒜素,能提升大豆的維他命 B1,預防動脈硬化。

材料

大豆、牛肉、洋蔥,蒜末、紅蘿蔔、咖哩粉、番茄醬、辣醬油、砂糖、青椒、西芹少許

製作方法(2 人份)

- 在鍋內加入 1 大匙的沙拉油後加熱,按照少許蒜末,1/2 顆洋蔥、1/4 根紅蘿蔔的先後順序在鍋內熱炒。
- 然後加入 120 克的牛絞肉,與 100 克已煮熟的大豆後煮到成碎狀,再放入 1 大匙左右的咖哩粉、1/2 大匙的番茄醬、1/2 大匙的辣醬油、1/2 小匙的砂糖,再放入 1 顆切塊的青椒、1

小匙的醬色調味汁後煮熟。

- 在盤子上盛上米飯後，把煮好的料理盛在米飯上面，再撒些西芹末即可。

備忘錄

- 在煮食大豆前先要浸泡大豆；再用多於大豆 4 倍的淡鹽水加熱烹煮；再用強火煮到沸騰後，再加水，再煮沸，然後改為中火慢慢燉煮；煮到可用拇指與小指夾住即碎時即可。

【糟毛豆茭白】

豆類的鈣質與茭白內的食物纖維、維他命 C 搭配可有效彌補體內營養素的不足。

材料

毛豆、茭白、紅甜椒，糟滷 200 克，食用鹽少許

製作方法

- 鍋中燒水，加入食用鹽、150 克毛豆，煮一下撈出，放涼。
- 茭白 50 克洗淨後用瓦輪刀切成滾刀塊；甜椒 2 顆切成小菱形。
- 鍋中加水燒熱，放入茭白燒開，再將甜椒放入立即倒出，用淨水放涼後撈出。
- 把處理過的原料濾乾水分，放在糟滷裡泡 5 ～ 6 小時即可取出，裝盤。

備忘錄

- 糟滷的調味要調好。

★ 溫馨提示

新鮮的豆類蔬菜含有胺基酸所組成的優質蛋白、亞油酸、或含有三酸甘油酯的優質脂肪，屬於高蛋白、低卡路里的食品，屬於防癌或預防老化等常見疾病的食物，對於現代人而言，算是最理想的健康食品。

豆製品的組合料理

豆製品一般是指由黃豆製成的豆腐、百頁（千張）、豆干、素雞、豆漿和豆芽等豆製品。這些豆製品不但含有原來豆類含有的營養成分，且有利於人體的吸收，是有利於人體健康又物美價廉的最佳健康食品。

有益健康的食物組合原理

• 豆製品 + 維他命 C

豆製品屬於富含鋅的食品。鋅是細胞或組織代謝所不可缺的 200多種酵素所需的成分。此外，在免疫功能方面具有預防感染症，讓味覺或嗅覺保持正常的作用。由於具有這些作用，因此在易患感冒的季節裡，最適合與具有抗菌作用且富含維他命 C 的茼蒿或其他食物做成火鍋料理。對於指甲上有斑點或是平時脫毛嚴重而不敢隨便吃的族群，可以放心食用此類食物組合。

對身體有益的美味料理

【豆腐汁】

富含豐富蛋白質的豆腐和含鋅類的食物很相宜，可搭配含鋅的豬

腿肉。屬於治療感冒的菜單。

材料

　　豆腐、豬腿肉，高湯、酒、醬油、馬鈴薯汁、紅蘿蔔、香菇、竹筍片、紫菜、鹽、胡椒粉少許

製作方法（2 人餐）

- 將 1/2 塊豆腐瀝乾水分後，切成一口大小。
- 將 50 克豬腿肉切成 2 公分寬，再添加些許的酒、醬油、馬鈴薯汁調製。
- 將 2 片乾香菇泡軟後去蒂，切成 2 等分。將 30 克的竹筍切片，20 克的紅蘿蔔切成條狀。
- 將浸泡過水的 20 克紫菜稍微切碎一點。
- 在鍋內倒入 1/2 大匙的沙拉油，將豆腐的兩面煎成金黃色，再添加些許的酒、鹽巴、胡椒粉後撈出。
- 在相同的鍋內添加些許的沙拉油，熱炒豬肉後，再將切好的香菇、竹筍、紅蘿蔔放入一起熱炒，再放入 1 杯高湯、1 大匙的酒、1 大匙的薄口醬油、些許的鹽巴與胡椒粉進行調味後，燜煮 10 分鐘。
- 最後加入紫菜，再用澱粉勾芡。
- 將準備好的豆腐盛入盤中，把炒好的材料淋在上面即可。

備忘錄

- 由於豆腐易碎，所以當天無法食用完時，要過水處理，將豆腐放入沸騰的熱水中，煮到豆腐在鍋內浮動為止，再添加少許的食鹽，待涼後放入冰箱內冷藏備用。

【蛤蜊豆腐】

含有豐富鈣質的豆腐與含有豐富鎂的蛤蜊相搭配，能提升鈣質的效用。

材料

豆腐、蛤蜊，薑片、蔥、蛋、澱粉、砂糖、醬油少許

製作方法（2人份）

- 將 1 塊豆腐用熱水氽燙待浮起後，撈出瀝乾水分。
- 將 1/3 片薑片切成末，再將 5 根蔥切成 2 公分大小。
- 將 1/2 顆蛋打散，添加 1/2 人匙的澱粉水。
- 在鍋內倒入 1 大匙的沙拉油，爆香薑片後放入氽過水的豆腐迅速快炒。
- 然後放入 70 克的蛤蜊罐頭（連同湯汁）後，添加 1/2 人匙的砂糖、1 大匙的醬油。
- 待湯汁幾乎煮乾後，放入蔥、蛋汁，略煮後即可盛盤。

備忘錄

- 本道料理中的蛤蜊可換作比目魚或青魚之類的，可收到相同的效果。

【東江豆腐煲】

含有豐富蛋白質與鈣質的豆腐再加上蝦米與魚肉的鋅可組成一道味道鮮美的營養料理，特別適合體弱多病的老人和小孩食用。

材料

豆腐、豬肉、水發蝦米、鮮魚肉，蔥末、醬油、乾澱粉、溼澱粉、精鹽、味精、胡椒粉少許，高湯 1 杯，花生油 500 克

製作方法（2 人份）

- 將 500 克的豆腐切成塊，在中間挖一圓洞。
- 將 150 克去皮豬肉、75 克魚肉、25 克蝦米剁碎，同放碗內，加入精鹽 2 茶匙，味精 1 茶匙、乾澱粉、蔥末 2 茶匙，攪拌均勻成餡。
- 將肉餡填入豆腐上的小孔中。
- 將豆腐煎至兩面金黃色。
- 將填入餡的豆腐塊放入炒鍋，加高湯、精鹽 1 茶匙、味精 0.5 茶匙燜燒 2 分鐘，加醬油調色，再用溼澱粉勾芡，撒上胡椒粉及成。

備忘錄

- 豆腐在加工的過程中，會去除一種胺基酸類的色胺酸，因此，可用牛乳、乳酪、種子類或菠菜來補充。

【金銀豆腐】

此道料理具有和脾胃、消脹滿、寬中益氣、清熱散血等功能。豆腐所含的蛋白質易於人體吸收，質嫩白色，為素食的上品。豆腐屬鹼性食物，常食可平衡體內酸鹼，安康益體，有輕身健美之功效。

材料

蒸好的豆腐，嫩豆腐，蔥薑、精鹽、味精、料酒各適量，植物油 150 克，清湯

製作方法（2 人份）

- 先將 200 克嫩豆腐切成 1 公分大小的方丁，入沸水鍋煮製去水，撈出瀝淨水分；蒸好的 200 克豆腐切成 1 公分見方的丁。

- 炒勺內加植物油，燒至七成熱時，炸至金黃色撈出；勺內另留少量油，約 10 克，燒熱後加蔥薑末煸炒出香味，加清湯、料酒、精鹽和嫩豆腐稍煨入味，加入炸製的豆腐、味精翻勺稍煨即可。

備忘錄

- 嫩豆腐入沸水鍋煮，去其部分豆腐漿水，使其不碎；注意鍋宜小火燒開浸泡，不宜用旺火沸騰；蒸好的豆腐炸上色即稱「金豆腐」，與白煮的「銀豆腐」相搭配，色形美觀；豆腐甘鹹，熱吃微溫，適合所有減肥者食用，對老年人尤有益。

★ 溫馨提示

> 豆腐在製造的過程中產生的豆腐渣是相當好的衍生物，因為它富含了鈣，及豆腐所沒有的食物纖維，因此，可以積極利用，不要浪費了。

菌菇類食物的組合料理

　　菌菇類食物的營養特徵為具有能幫助人體鈣質吸收的維他命 D 效果的麥角固醇，以及被稱為美容維他命的 B2。維他命 B2 能促進脂肪或醣類的新陳代謝，除了能發揮維他命效用外，還具有降低血液中膽固醇的功效。另一項特徵就是富含食物纖維，除了能防癌、防不良生活習慣造成的疾病，也是消除便祕的重要寶物。此外，菌菇類食物不含熱量，因此，最適合用來減肥。

有益健康的食物組合原理

- 菌菇類＋動物內臟、蛋、魚類、含脂肪的肉類

菌菇類的食物纖維有助於將腸內的膽固醇、有害物質、老化廢物排出體外。因此可和多膽固醇的動物性食品一起烹調。此外，菌菇類食物也含有能提升鈣質吸收率的維他命 D，因此可與富含鈣質的沙丁魚、小魚、小油菜等搭配烹調。維他命 B 群則可和蛋白質或維他命 E 組合，增強體力與力氣，創造彈力肌膚、預防動脈硬化。

- 菌菇類＋鈣

菌菇類食物富含的維他命 D 與富含鈣質的食品相搭配可以促進鈣的吸收，具有防癌、抗心理壓力與美膚的作用。

對身體有益的美味料理

【雞肉丸蘑菇鍋】

蘑菇中所含的維他命 D，能提升豆腐的鈣質吸收率。增加骨骼儲藏鈣質的本錢，以預防骨質疏鬆症。

材料

雞肉、蘑菇（150 克玉蕈、150 克金針菇、150 克雞腿菇）、豆腐、100 克水芹，蔥末、馬鈴薯汁、高湯、薑汁、酒、澱粉、醬油、鹽少許

製作方法（2 人份）

- 將 1/2 塊豆腐瀝乾水分，將 120 克的雞肉與 1 大匙的蔥末及些許的馬鈴薯汁、2 小匙的酒、1 大匙的澱粉混合，再用手攪拌均勻。
- 在鍋內放入 4 杯高湯煮沸，用湯匙將攪拌好的豆腐和雞肉末

擠成球狀後放入湯汁內，最後再放入 150 克玉蕈、150 克金針菇、150 克雞腿菇及 100 克的水芹。

- 在鍋內添加 1 大匙的酒、1/2 大匙的薄口醬油及些許的鹽進行調味即可。

備忘錄

- 維他命 B 群屬水溶性維他命，要將玉蕈做成料理時，要連同煮汁或熱炒後的湯汁一起利用，因為這些湯汁裡含有溶出的維他命。

【蘑菇蛋】

食物纖維搭配組合高膽固醇的蛋，就可成為安心食用的食品了。

材料

蘑菇（5 粒香菇、200 克金針菇）、蛋，鹽、胡椒、醬油、奶油少許

製作方法（2 人份）

- 將 5 片香菇去蒂切成薄片，再將 200 克金針菇的根部切除乾淨。
- 以 1/2 大匙的奶油熱炒香菇與金針菇後，撒些鹽與胡椒粉，再以些許的醬油調味。
- 在耐熱容器內塗上些許奶油，將炒好的香菇與金針菇盛入容器內，再打一顆蛋後，放入烤箱烘烤 10 分鐘左右即可食用。

備忘錄

- 香菇泡水後會降低風味，因此用抹布擦掉髒物或快速用水洗後，再將水氣瀝乾。此外，若想享受清爽口感及獨特香味，就

必須縮短加熱時間。因為加熱過度會讓香菇的肉身縮水，因此要特別注意。

★ 溫馨提示

香菇的盛產季節為春季到夏季、秋季到冬季，玉蕈的盛產季節是秋季到冬季，人工栽培的金針菇則沒有盛產季節的限制。挑選香菇時，肉厚、傘內泛白者為新鮮的，傘內出現紅色時，則表示風味與香味都已流失。

豬肉的組合料理

豐富的維他命 B1 可以說是豬肉的營養特性，而且又被稱之為「消除疲勞的維他命」。如果體內維他命 B1 不足的話，就無法順利分解醣類，容易堆積乳酸等使人疲勞的物質，這樣人的精力就很難集中，整天昏昏沉沉，而且也會呈現出心理方面的症狀，這是因為腦或神經無法獲得最重要的能源——醣類所致。

豬肉中含有豐富的營養，熱量高，每 100 克肉中含熱量 290 大卡，蛋白質脂肪豐富，蛋白質含量為 47.5 克，脂肪 16.2 克，還含有各種維他命及微量元素，因此具有長肌肉、潤皮膚的作用，並能使毛髮光澤。豬肉是中華料理的重要原料，可以做出幾百種不同款式的菜餚，愛吃的人可不少。豬肉味甘平無毒，具有潤腸胃、生津液、補腎氣、解熱毒、壓丹石之功效。僅豬的內臟，就可製出幾十種藥物。

豬的內臟則含有豐富的維他命 A、B2、草酸、泛酸、鋅。

有益健康的食物組合原理

- 維他命 B1+ 蒜素

蒜素可以提升維他命 B1 的吸收率，故含有豐富蒜素的洋蔥、蔥、韭菜、大蒜等與豬肉搭配都很適宜。這類食物組合不但能提升維他命 B1 的吸收，還能消除身體的疲勞感。

- 鐵 + 維他命 C

豬肉內含有豐富的鐵以及豐富的蛋白質，已經對身體具有很高的營養價值，但是再添加富含維他命 C 的纖維食物就更能發揮其功效了。

- 動物性脂肪 + 食物纖維

含有動物性脂肪的豬肉與根莖類食物纖維相組合屬絕佳搭配的範疇，並且要與具有除膽固醇作用的食物纖維一起搭配。

對身體有益的美味料理

【蔥肉鍋】

充分使用含蒜素的蔥可以提升豬肉內的維他命 B1 的吸收，此道料理具有滋養強身的功效。

材料

豬肉、蔥、菠菜，海帶、酒、鹽、味精、醬油、醋少許

製作方法（2 人份）

- 將 150 克上等豬肉、250 克菠菜切成容易食用的大小。將 1 根蔥切成蔥絲放入水中增加脆度。

- 在鍋內熱煮 2 杯海帶湯、3 大匙的酒、半小匙鹽、1 大匙的味精、1 大匙的醬油後，再放入切好的豬肉和菠菜，食用時連同

湯汁一起食用，還可依照個人喜好添加醋汁。

備忘錄

- 富含維他命 B1 的豬肉屬於有效防止腰痛的食物，因為它具有消除肌肉和神經系統疲勞、緩和肌肉痠痛的功效，如果將它與有助於生成骨膠原的維他命 C 相搭配，則可以強健脊柱、消除腰痛。

【豬肉白菜鍋】

含豐富維他命 B1、鐵的豬肉搭配富含豐富維他命 C 的白菜及維他命 E 的味精，能創造出具活力的肌膚。

材料

豬肉、白菜、味精，酒、砂糖、蔥末少許

製作方法（2 人份）

- 切 1/4 株白菜，葉梗則切成薄片。在 150 克的豬里肌肉上撒些黑胡椒切成片。
- 將白菜鋪在鍋子上，再攤開豬肉──放在白菜上，再放入味精（50 克味精、1 大匙的酒、味清、砂糖各 1/2 大匙）後，開中火蓋上鍋蓋燜煮。
- 豬肉熟了之後，攪散味精，將白菜盛盤，再將蔥末視為調味，還可依照個人喜好添加辣椒。

備忘錄

- 也可用「牡蠣」來替代豬肉，為火鍋風味加分。此道料理屬於最適合腸胃功能不佳的人，或缺乏活力的人食用。

【豬肉高麗菜】

富含豐富蛋白質的豬肉，搭配番茄的 β- 胡蘿蔔素、高麗菜的維他命 C，能預防感冒。

材料

豬肉、番茄、高麗菜，鹽、胡椒、月桂 1 片、洋蔥、西芹少許

製作方法（2 人份）

- 切除 4 片高麗菜的葉梗後，用保鮮膜包起來，放入微波爐（強火）加熱 2 分鐘左右後，立即泡水並甩乾水分。
- 將 1/4 顆洋蔥切丁後裝入耐熱盤，淋上 1 小匙的沙拉油，不需覆蓋保鮮膜，直接加熱 1 分鐘。
- 在 80 克豬肉泥內放入調製好的洋蔥，再以食鹽、胡椒粉調味。
- 打開高麗菜葉後，在上面塗上 3 公分厚的洋蔥豬肉泥，接下來再蓋上一層高麗菜葉，重複塗上洋蔥豬肉泥，並做成半月形；以同樣方式再做另一個。
- 剝除一顆番茄的外皮，去除種子後，和 30 克的芹菜一起切成小塊。
- 在深層耐熱盤上，放入 2 個豬肉高麗菜捲，將番茄與芹菜撒在上面，再放一片月桂後蓋上保鮮膜放入微波爐內，用強火加熱 6 分鐘左右。最後再撒些西芹即可。

備忘錄

- 高麗菜內豐富的維他命 C 最適合與豬肉內的蛋白質搭配組合，可支援創造彈力肌膚不可欠缺的骨膠原。

飲食與料理：有益健康的食物組合

【蔥炸豬肉】

屬於美味與營養效果兩不誤的搭配方式。利用蔥的蒜素及豬肉的維他命 B1，能增強體力，促進腦部活性化。

材料

蔥、豬肉，鹽、胡椒粉、蛋、麵粉、酒、醬油、砂糖、黑芝麻、番茄醬、西芹少許

製作方法（2 人份）

- 將蔥切成稍微長於豬肉的長度。
- 將每片豬肉片（150 克）攤開，稍微撒些鹽、胡椒粉，將切好的蔥放在肉片上，從邊角處開始捲起後，再用牙籤固定。
- 製作麵皮，蛋 1/2 顆、水加蛋汁 1/2 杯、7 大匙的麵粉、酒、醬油、砂糖各 1/2 小匙，黑芝麻小匙放在一起攪成糊，放在平鍋內攤成小麵皮。
- 將豬肉外面裹上面皮後，用中溫油進行油炸，接著瀝乾油分。
- 趁熱拔出牙籤，切成容易食用的大小，再添加適量的番茄醬、鹽、西芹。

備忘錄

- 食用時可添加含豐富食物纖維的蔬菜。也可用豬肉捲上 5 ～ 6 根的蔥，經過燒烤後再沾上甜味醬一起食用。

★ 溫馨提示

> 烹調對肉類蛋白、脂肪和無機鹽的損失影響較小，但對維他命素的損失影響較大。紅燒和清燉肉，維他命 B1 會損失 60% ～ 65%；蒸和炸的損失次之；炒損失最小，僅 13% 左右。維他命 B2 的損失以蒸時最高，達 87%，清燉和紅燒時約 40%，炒肉時 20%。炒豬肝時，維他命 B1 損失 32%，維他命 B2 幾乎可以全部保存。所以從保護維他命的角度，肉類食品宜炒不宜燒燉和蒸炸。

牛肉的組合料理

　　牛肉的蛋白質含量比豬肉高一倍，營養素種類更加齊全，是很好的上等食品，有補中益氣、健脾養胃，強筋健骨之功效。古書云：「牛肉補氣，與黃芪同功。」又云：「牛肉者胃之藥也。熟而為液，無形之物也。故能由腸胃透肌膚、毛竅、爪甲，無所不到。」牛肉另一個特點是低脂肪，這是在肉類中突出的優點，它的脂肪含量比豬肉低 5 倍，而且膽固醇含量低，胺基酸豐富全面，維他命、微量元素也不少，因此強身健體功效顯著，對高血壓、冠心病患者食之也較安全，實為一味不可多得的健身食品。牛肉中的蛋白質是 β- 胡蘿蔔素、維他命 B2、C、鈣、鐵的新陳代謝不可缺少的營養素。此外，還含有被稱為是鐵、皮膚與精神維他命的菸鹼酸，以及對抗心理壓力的泛酸、保護味覺或嗅覺正常功能的鋅。

有益健康的食物組合原理

- 維他命 B 群 + 香料

此類組合可以促進食慾和健胃的作用。

- 鐵 + 維他命 C

牛肉中所含鐵質屬於血紅素鐵質，雖然比植物性的非血紅素鐵質的吸收效果佳，不過利用維他命 C 能提升吸收能力。

- 動物性脂肪 + 食物纖維

食物纖維負責運送膽固醇，所以牛肉與富含食物纖維的食品相搭配可有效去除人體內多餘的動物性脂肪。食物纖維以海草、根莖類蔬菜及小白菜的含量最多。

對身體有益的美味料理

【鹿茸牛肉捲】

此道料理外酥肉嫩，色澤淺黃，香辣味濃。含較多的優質蛋白，人體必需胺基酸，利用率不低於豬肉，有溫補、益氣血、補脾胃，是冬季進食的好菜。

材料

精牛肉，鹿茸（片）5 克、花仁 200 克、木瓜蛋白酶 1 克、藕 100 克、蛋白 1 顆、番茄 2 顆 300 克、小黃瓜 150 克，鹽、胡椒粉、味精、五香粉、薑、蔥、料酒、塔巴斯科辣椒醬、生菜絲、乾細冬粉、精煉油耗 100 克

製作方法（2 人份）

- 精牛肉 500 克洗淨切塊，切成 0.2×6×10 公分的大片，用鹽、胡椒粉、味精、五香粉、塔巴斯科辣椒醬、料酒、薑（切

片）、蔥（拍破）、木瓜蛋白酶調味 30 分鐘備用。

- 花生米用開水泡後去皮，捏成兩個粗顆粒，蛋白加豆粉調成濃糊。

- 番茄切成荷葉花瓣，小黃瓜加工成綠葉形，鮮藕切成細絲。

- 長條盤一端藕絲番茄拼成大荷花，中間放少許生菜絲，另一端擺綠葉。

- 將肉片上鋪鹿茸片裹成圓柱形，濃蛋白霜放入碎花生仁中均勻黏上一層，待用。

- 油燒 6 成熟，下入肉捲，炸至花生仁酥黃時撈出，裝盤即成。

備忘錄

- 此道料理的牛肉最好選用帶光澤的鮮紅色肉質，而經常運動的部分顏色較深，所以最好的選擇就是牛脊背上的肉了。

【生菜牛肉】

牛肉中所含的血紅素鐵質與富含維他命 C 的生菜相搭配，能提升人體對鐵質的吸收能力。

材料

牛腿肉 500 克，生菜 150 克，蛋 2 顆，料酒、白糖、精鹽、醋、胡椒粉、味精、芝麻油、大蔥、生薑少許

製作方法（2 人份）

- 將生薑、大蔥去皮，洗淨，切成碎末，加入料酒、胡椒粉、0.5 克精鹽、味精調和均勻成漬汁。

- 再將牛肉去筋膜，洗淨，放入開水鍋中焯一下，撈入瓷盆中，倒入漬汁，醃一個半小時後，撈出，入盆，放入蒸籠中

蒸，熟後取出放涼。

- 再把熟牛肉切成長 4 公分，寬 1 公分，厚 1 公分的片。

- 將蛋打入碗內，加入澱粉調成蛋粉漿，抹在牛肉片上。

- 炸鍋內倒入植物油，燒至八分熱時，放入牛肉片，至肉片呈金黃色時，撈出，瀝乾，放在盤子的左邊。

- 生菜摘洗乾淨，切成絲，加糖、薑、蔥、醋、1.5 克鹽和芝麻油拌勻，裝在牛肉盤的右邊，即成。

備忘錄

- 牛肉的蛋白質富含球蛋白，如果太早添加食鹽的話，會讓球蛋白在水中析出而喪失營養，所以，在調味的時候，要在出鍋前的十分鐘內完成。

★ 溫馨提示

牛肉蛋白質含量最多的部位是腿肉、里肌肉，而且相當接近構成人類肌肉的胺基酸組成，人體的吸收率最佳。瘦紅肉屬於脂肪較少的健康肉，連同維他命 C 或鈣質一起攝取的話，能有效消除壓力。由於牛肉蛋白質的色胺酸較少，因此要搭配乳酪、蛋、冷凍豆腐最佳。

雞肉的組合料理

雞肉味甘、性溫，大補，有益五臟、補虛損、健脾胃、強筋骨、活血調經等作用，適用於老年體弱、久病體虛、產後虧損、肺結核、陽萎等症。雞肝可治貧血和維他命 A 缺乏症。雞心有補心鎮靜功效。

雞膽味苦、性寒，有清熱解毒功效，可治百日咳。雞肫皮中藥名稱為雞內金，可治消化不良、口瘡等症。

雞肉含蛋白質 15.6% ～ 19.8%，其胺基酸組成與人體需求模式接近，營養價值較高。脂肪 7.1% ～ 15.5%，含不飽和脂肪酸較多。碳水化合物含量較少，約 0.8%。此外，還含有多種維他命、礦物質。每 100 克雞肉中含鈣 3 毫克，磷 230 毫克，鐵 0.7 毫克，維他命 A12 微克，硫胺素 0.01 毫克，核黃素 0.14 毫克，菸鹼酸 10.8 毫克。內臟中含有豐富的維他命 A，如雞肝。

有益健康的食物組合原理

• 維他命 B2+ 維他命 E

含有豐富的維他命 B2 的雞肉與富含維他命 E 的食物相搭配，能發揮維他命 E 的抗氧化作用或促進血液循環的作用，對預防動脈硬化及創造美麗肌膚有相當大的助益。

• 蛋白質 & 骨膠原 + 維他命 C

用富含蛋白質與骨膠原的雞肉與富含維他命 C 的蔬菜搭配製作料理，這種搭配方法具有創造水潤肌膚的效果，能夠防止肌膚老化。這裡要注意，若不將骨內的骨膠原充分熬煮就無法滲透出來，因此在烹飪時，要充分熬煮出湯汁後再做成料理。

對身體有益的美味料理

【雞肉番茄炒蛋】

富含蛋白質的雞肉搭配蛋的卵磷脂與番茄的維他命 C，即可組成一道營養豐富的美味料理。

飲食與料理：有益健康的食物組合

材料

雞肉、番茄、蛋，芹菜 1 根、酒、澱粉、鹽、胡椒粉少許

製作方法（2 人份）

- 將 80 克雞胸肉、酒、精油、澱粉攪拌在一起，將一顆番茄去籽，將 1/2 根芹菜的根莖與葉片，切成容易食用的大小。
- 將一顆蛋加入些許食鹽後打散。
- 將 1 大匙沙拉油加熱炒蛋後取出，在另一個鍋內倒入半大匙的油後，按照雞肉、芹菜、番茄的順序熱炒後，再放入已炒過的雞肉、鹽巴、胡椒粉即可。

備忘錄

- 雞肉容易腐敗，所以平時在購買新鮮的雞肉時，必須當天食用完，或者加熱處理後再放入冰箱內保存。

【香露全雞】

富含美容維他命 B2 的雞肉與同樣含有維他命 B2 的香菇搭配非常適宜，亦是一款美容養顏的絕佳料理。

材料

肥嫩母雞 1 隻，水發香菇 2 朵，火腿肉 2 片，高粱酒 50 克，雞湯 750 克，丁香子 5 粒。

製作方法（2 人份）

- 將雞治淨，從背部剖開，再橫切 3 刀，雞腹向上放入燉缽，鋪上火腿片、香菇，加入調味料、雞湯。
- 缽內放入盛有高粱酒、丁香的小杯，加蓋密封，蒸 2 小時後取出缽內小杯即成。

備忘錄

- 雞肉具有獨特的味道，如果有的人不喜歡這種味道，可以把雞肉放入檸檬水中汆燙一下，或者在料理中加入檸檬汁再食用即可消除這些味道。此外，去除雞肉的皮下脂肪能降低熱量，同時還能降低膽固醇。

★ 溫馨提示

中醫學認為，雞的全身都可入藥。雞肉有益五臟、補虛虧、健脾胃、強筋骨、活血脈、調月經和止白帶等功效；雞肝有補肝益腎、安胎、止血補血、治夜盲的作用；雞心有補心、鎮靜之功；雞腎可治頭暈眼花、咽乾盜汗等症；雞膽汁有清熱、解毒的功能；雞腦補腦益心，可治多夢易驚，小兒驚癇；雞血可補血養血；雞油可治禿髮、掉髮；雞肫皮可消食健脾胃。近年的研究顯示，雞血對支氣管炎、功能性子宮出血、潰瘍病和慢性肝炎等有一定療效，故民間稱雞為「濟世良藥」。

魚肉的組合料理

　　魚的肉質細嫩，味道鮮美，營養豐富，對人類來說，它是一種比家禽、家畜肉都要優質的動物性食品。魚類含蛋白質 15% ～ 20%，均屬優質蛋白，營養價值高。魚類肌纖維較短，蛋白質組織結構鬆軟，水分含量較多，肉質細嫩，容易被人體消化吸收，消化吸收率高達 87% ～ 98%。

　　魚肉還是一種長壽食品，這是因為魚肉中的不飽和脂肪酸具有良

好的降膽固醇的作用，可防止血管硬化所導致的冠心病的發生；魚肉中還含有防止動脈硬化、痴呆症、癌症的物質 EPA、DHA。並且魚的全身都是寶：頭、眼球周圍含有能使血管、皮膚變柔軟的多醣體；魚皮比魚肉含有更多的維他命 A 和維他命 B2。

魚鰭可製魚鰭酒；魚的內臟含有豐富的維他命和礦物質，尤其皮下脂肪中，含有非常有益健康的 EPA 脂肪；魚骨富含鈣質等礦物質，且骨中含有很多膠合組織、膠原蛋白，這些都是很重要的營養物質。魚的軟骨、筋、皮含有可抑制軟骨素的成分。

有益健康的食物組合原理

- EPA、DHA+ 維他命 C、維他命 E

魚中所富含的有益身體健康的 EPA、DHA 物質屬於容易氧化的成分，要防止氧化就必須靠富含維他命 E 的食物進行阻礙，雖然維他命 E 本身會被氧化，但是不會擴大魚的氧化效果，且含有維他命 C 的食物能夠提升維他命 E 的功效。所以這一組合可以有效提升人體對魚肉營養的吸收。

- 維他命 B1+ 蒜素

富含維他命 B1 的魚肉能夠促進人體內醣的新陳代謝，消除疲勞或提高人的注意力。而富含蒜素的食物可以提升維他命 B1 的吸收率，並且增進人的食慾。

對身體有益的美味料理

【番茄甜醋比目魚】

富含維他命 B2 的比目魚可搭配洋蔥的蒜素以及含具抗壓效果的維他命 C 的番茄與青椒來解除壓力。

材料

比目魚、雞湯塊、番茄、青椒，澱粉、洋蔥、酒、砂糖、醬油、薑汁、醋、鹽少許

製作方法（2人份）

- 將2尾比目魚表面劃上交叉的劃口後，擦乾水分撒上澱粉，用170℃的熱油炸7～8分鐘後撈起。
- 將1/4顆洋蔥、1顆青椒、1顆已剝皮去籽的番茄切成1公分塊狀。
- 將1/2大匙的沙拉油加熱。按照洋蔥、青椒的先後順序熱炒後倒入調味料（各1大匙的酒與砂糖、1小匙的醬油、1大匙的醋、些許的食鹽），再添加1/2塊雞湯塊與薑汁。
- 繼續往鍋內添加番茄，用澱粉水勾芡後，淋在炸好的比目魚上即可。

備忘錄

- 油炸的比目魚相當美味可口。還有一種龍田風味的油炸比目魚，是以薑汁與醬油燜煮20分鐘後，再撒上澱粉進行油炸。或者在不加任何調味料直接油炸，也能吃出比目魚的鮮美風味。

【五香鯖魚】

富含EPA、DHA物質的鯖魚，可搭配防止有效成分發生氧化的植物油（維他命E），及含β-胡蘿蔔素的辣椒一起製作成健康料理。

材料

鯖魚、辣椒，洋蔥、鹽、酒、芝麻油、醬油、五香粉、澱粉、蘿

蔔泥、糖、蔥末少許

製作方法（2 人份）

- 將 2 片鯖魚上灑些調味料（1 大匙的洋蔥、1/2 小匙的鹽、2 小匙的酒、1/2 大匙的醬油、些許的五香粉）以作為調味。

- 去除材料中的水分。

- 在整體鯖魚上撒些澱粉。

- 將油加溫到 170℃，最初先油炸 6 根辣椒（縱切），接下來再油炸鯖魚。

- 將鯖魚及辣椒盛盤，放入 1/2 杯的蘿蔔泥，再淋上醬汁（1/2 大匙的芝麻油、1 大匙的醬油、1 大匙的酒、些許的糖及蔥末）即可食用。

備忘錄

- 鯖魚是用來補氣血、健胃、創造體力的魚，除此之外，當出現了因身體虛弱而畏寒、心悸、記憶力減退、失眠等「虛證」者，則建議多食用鯖魚，其中的維他命 B 群、鐵、EPA、DHA 等能夠發揮很好的作用。

【義大利風格的鯉魚碎肉生魚片】

要食用新鮮的鯉魚就要生食。可補充不足的維他命 C、E，提升營養與美味。

材料

鯉魚，鵪鶉蛋幾枚，洋蔥、大蒜、蔥、醬汁、橄欖油、香醋或白醋、檸檬汁、鹽、胡椒粉、西芹、醬瓜少許

製作方法（2 人份）

- 將 120 克鯉魚（專用於做生魚片的鯉魚）用菜刀切碎，混合醬汁（1 大匙的橄欖油、1 小匙的香醋或白醋、1 小匙的檸檬汁、些許的食鹽、胡椒粉）後，放入冰箱內冰鎮。
- 將 1/4 顆洋蔥、幾瓣大蒜、西芹、醬瓜、蔥，各切成丁狀。
- 將放入冰箱內的鯉魚拿出盛盤，灑上切丁的洋蔥、大蒜、西芹、醬瓜、蔥，再添加幾枚鵪鶉蛋即可。

備忘錄

- 鯉魚能補氣血、健胃、充精等。沒有氣力或腸胃不佳、貧血、精力減退時都可食用。但是容易罹患溼疹的人，則要避免攝取過量。希望增重者，則可在碎肉上添加薑、蔥、大蒜、紫蘇等做成三杯醋。

★ 溫馨提示

對於節食的女性來說，魚是最理想的食品，一條魚裡含有蛋白質、脂肪、鈣、維他命、礦物質等平衡性極佳的營養素。尤其是白肉的魚具有高蛋白、低脂肪、低熱量的特性，因此是理想的減肥食品。

飲食與料理：有益健康的食物組合

飲食與禁忌：
吃對食物的有效行動

★ 一分鐘營養提要：

- 本章幫助您了解飲食的禁忌，掌握食物的科學搭配，吃對食物。

- 將人們習以為常的飲食習慣重新進行分析，糾正不正確的偏見，在吃出美味的同時，吃出一生好健康。

這些食物小心吃

吃水果要小心

雖然水果富含營養，但不能隨便吃，吃多了弊大於利。白領族費心勞神工作壓力大，精神長期處於緊張之中，容易患消化道潰瘍病，不宜吃檸檬、楊梅、李子、山楂、西瓜等酸性或涼性的水果。

新鮮鳳梨會誘發過敏、頭痛，應在鹽水中浸泡 30 分鐘後再吃。

甘蔗、新鮮荔枝、橘子等含糖量很高，空腹食用會刺激胃黏膜，使得脾胃脹滿、胃痛加劇。

香蕉味道鮮美、質地柔軟，但性寒，多食容易導致腹瀉。

「速食」少吃為妙

「速食」的整體原料構成，高熱量特別突出，如麵包基料為高精度白麵。人類營養史顯示，長期過於精食者，易引起冠心病、糖尿病、動脈硬化和心肌梗塞等。

「速食」中的油炸工藝，使大量脂肪浸潤到食物中，特別是有些肉中的動物脂肪，主要為飽和脂肪酸，含有較多膽固醇。如一隻重 180 克的速食雞腿，竟含有多達 103 毫克的膽固醇。經常吃「速食」，體內膽固醇含量就會顯著提高。血液的膽固醇濃度如果過高，就會沉積在血管壁上，使血管變狹窄，形成動脈粥樣硬化，導致血壓增高和血管閉塞。

「速食」中的維他命、食物纖維含量很低，這些成分具有調節生理功能的作用。長期食用低纖維、低維他命食品，不僅易患維他命缺乏症，而且會造成抵抗力低下，使血液病、夜盲症、骨折等疾病乘虛而入。

常吃「速食」的人還會出現消化不良、胃腸功能紊亂、食慾不振等不良後果。

「速食」大部分屬於高熱量、高鹽、高膽固醇食品，經常食用這種食品易造成營養過剩，不利於身體健康。因此，不宜常吃「速食」。

水果與蔬菜不能互相替代

在日常生活中，不少人認為只要每天吃足夠的水果，就能滿足人體所需的蔬菜中的營養物質，其實這是個誤會。

水果和蔬菜雖然都含有維他命C和礦物質，但在含量上還是有差別的。除了含維他命C多的鮮棗、山楂、柑橘等外，一般水果如蘋果、鴨梨、香蕉、杏等所含的維他命和礦物質都比不上蔬菜，特別是綠葉蔬菜。因此，要想獲得足量的維他命還是必須吃蔬菜。

吃蔬菜時透過烹調加工，還可以從鹽、植物油、醬油等調味料中獲得其他一些營養物質，而吃水果在這方面就會受到限制。

當然，水果也有它獨特的功用，比如大多數含有各種有機酸，如檸檬含有大量的檸檬酸，蘋果含有大量的蘋果酸，葡萄含有酒石酸等等。這些有機酸能刺激消化液分泌，飯後適量吃點水果對消化大有益處。另外有些水果還含有一些蔬菜沒有的藥用成分。一般而論，水果與蔬菜還是各有自己的特點和功用的，水果既不能代替蔬菜，蔬菜也不能代替水果。

吃涮羊肉時不宜讓肉「太嫩」

在寒冷季節，家人團聚、賓朋相會，吃一餐美味的涮羊肉，既舒服又有氣氛。涮羊肉片要求精細、薄勻，但不少人還是主張吃「嫩」一點，認為七八分熟的羊肉片吃起來才有味。這種認知和做法是

不當的。

有一種旋毛蟲病常在豬、羊、狗中流行，其成蟲寄生在病畜小腸內，幼蟲則寄居在肌肉內。人若吃了含有活幼蟲的病羊肉，幼蟲在人的腸道內約經一週即可發育為成蟲，最後定居於肌肉，引起一系列症狀，如噁心、嘔吐、腹瀉、高燒、頭痛、肌肉疾痛，尤其是腿部劇痛，行動受限。

由此可見，吃涮羊肉時不宜讓肉太嫩，應確實等肉片熟透了再吃，美食切勿忘防病。只要記得涮羊肉時，一次下肉不要太多，保持火鍋一定的溫度，不吃未熟透的肉片，就可以有效防止旋毛蟲病的發生。

不宜吃過多香腸

香腸由新鮮豬肉做成，又加入了各種調味品，因此吃起來醇香可口、餘味無窮，要比一般粉腸好吃得多。但是，香腸雖然好吃，卻不可過量食用。

香腸在加工過程中，為保持其鮮度和延長存放時間，往往要加入一定比例的防腐劑——亞硝酸鈉。而亞硝酸鈉進入人體後，能與胺結合，形成一種強致癌物——N- 亞硝基二甲胺，危害人體健康。因此，香腸不宜食用過多。

為了減少這種有害物質對人的危害，人們在吃香腸時，最好多吃些豆芽、青椒、菠菜、小黃瓜等新鮮蔬菜，或在吃香腸後及時吃點橘子、鮮棗、番茄等水果。這些蔬菜和水果中含有豐富的維他命C，可阻斷亞硝酸鈉與胺的結合，避免強致癌物的形成，從而保證人體健康。

吃油炸食物要小心

油炸食物中的油條香脆可口，略帶鹹味。泡在豆漿裡吃，綿甜滑爽，油而不膩，是人們愛吃的方便早點。但根據油條加工特點，還是少吃一些為好。

加工油條時，常加入一定量的明礬（化學名稱為硫酸鉀鋁）以便成形，鋁攝取量過多，會在體內蓄積，當超過正常值的 5 倍以上時，會抑制腸道對磷的吸收，影響鈣磷代謝，導致骨質疏鬆、骨折等病理改變。

隨著鋁在體內蓄積量的增加，長期缺磷，影響機體組織細胞的磷酸化過程，使能量生成不足，導致早衰。

過量的鋁還會減少胃酸的分泌量，抑制胃蛋白酶的活性，引起消化不良。鋁在腦中蓄積，會引起大腦神經和行為的退化，記憶力減弱，性格改變，甚至出現老年性痴呆。研究顯示，精神異常及老年性痴呆症患者，腦內鋁含量均超出正常人的 10～30 倍。因此，為了健康長壽，不要天天以油炸食物作早點，更要少吃油條。

冰鎮類：在炎熱的夏天，許多家庭常飲冰鎮飲料或吃其他冷凍食品。冰鎮食品進入胃後，會導致胃液分泌下降，容易引起胃腸道疾病，甚至會誘發心絞痛和心肌梗塞。因此，老年人不宜貪飲冰鎮飲料和食用過冷的食品。

動物血類：許多老年人喜歡吃動物血（豬、羊、雞、鴨等）。而動物血所含膽固醇較高，老年人不可常吃，如若喜歡，量也不可太多。

方便食品：許多老人為圖省事，經常吃泡麵、糕點、油茶麵等方便食品。殊不知，這類食品含有的維他命等營養較少，如把他們當作主食來吃，容易出現維他命缺乏症。

　　過期食品：老年人有存放食品捨不得吃的習慣，人們又經常送給他們各類罐頭和糕點等，這便使得相當多的老年人常吃存放過期的食品。食物儲存過久，不僅會產生各種有害物質，容易引起食物中毒，而且營養素也受到了極大破壞，影響體內營養平衡。因此，老年人必須改掉長期囤積食品的習慣，子女或親友也要注意，每次送的食品不宜太多，以免造成積壓或長期存放。

★　溫馨提示

> 有些時候，人們以為對自己身體有益的食物多吃也無妨，其實這是錯誤的觀點，適合自己身體的食物也並非是多多益善，人們常說「物極必反」，吃東西也是如此。

有些食物不宜吃

青蛙肉不能吃

　　在不少的餐廳的菜單上，都有「田雞」這道菜，其實「田雞就是青蛙的代名詞。在城鄉集市上，也常見到有些人在售賣青蛙腿。有人以為「田雞腿」肉質細嫩，不含脂肪，經烹炸後味道鮮美，不愧是一道佳餚。但是，仔細研究起來，青蛙肉是不宜食用的。這是因為：

　　在青蛙肉中，常常寄生有一種曼氏裂頭條蟲，這是一種白色線狀的寄生蟲，人吃了以後會使人體局部組織遭到破壞，甚至有導致雙目失明的可能。

　　青蛙主要以捕食農田裡的昆蟲為生，農田裡長期施用農藥和化肥，昆蟲的體內也積聚了部分農藥和化肥物質，青蛙吞食了這些昆蟲

後，也必然會染上藥毒。人若吃了含有毒素的青蛙肉，當然也不可避免地會「中毒」，危害健康。

大量捕捉青蛙，會破壞良好的生態環境，使危害農作物的害蟲失去「天敵」而大量增加，無疑這也是對人類極為有害的。

因此，青蛙肉是不宜食用的。

不宜吃未經處理的杏仁

涼拌杏仁潔白酥脆、營養豐富，是一種很好的下酒小菜。但是，杏仁卻是不可隨意食用的，否則將會使人中毒。這是因為：杏仁中含有劇毒物質——氰甙。這種物質攝取人體後，在胃中受到杏仁本身的酶及胃酸的作用，氰甙分解，釋放出氰化氫。氰化氫與細胞色素氧化酶中的鐵結合後，會使血液組織失去輸氧能力，陷入於窒息狀態。氰化氫還會損害大腦的呼吸中樞和血管運動中樞，抑制其應有的作用，嚴重者會危及人的生命。因此，杏仁不可隨意吃，必須經過嚴格處理方可食用。

家庭處理杏仁的簡易作法是：將杏仁外衣剝掉，放在清水裡浸泡，經多次換水浸泡除掉杏仁苦味後，再經加熱煮沸，使氰化氫全部溶入水中或蒸發掉，而後再食用。

同樣道理，桃、李、枇杷等水果核仁未經處理也是不宜食用的。

老年人不宜吃的食物

油炸類：老年人味覺明顯減退，大多喜歡吃油炸類等味道香濃的食品。但是，這類食品脂肪含量甚高，一次食入太多的高脂肪食物，胃腸道難以承受，很容易消化不良，並誘發膽、胰疾患復發或加重病情。另外，油炸類食品熱量高，老年人常吃會導致體內熱量過剩，並

引起肥胖，這對健康是不利的。特別應該指出的是，常吃油炸食品，還會增加罹患癌症的危險性。因多次使用的油裡含有較多的致癌物質。此外，油條裡面加入的明礬含有大量的鋁，如果老年人常食用油條，會使鋁在體內積蓄，對老年人的智商和骨髓均有害。經研究證實，鋁與老年痴呆和骨質疏鬆有因果關係。

　　燻烤類：食物在燻烤過程中，會產生某些致癌物質。如果經常吃燻烤類食品，會增加罹癌的可能，特別是胃癌的危險性更大。燻烤類食物的致癌作用，主要是燃料在不完全燃燒時，產生大量的致癌物質所致，若改為遠紅外線烤箱烤食品，會增加安全性。

　　醃漬類：醃漬食品一般含鹽量高，維他命含量甚低，故老年人不宜經常食用。加之製作過程不謹慎的醃漬食品，很容易被病原微生物汙染，而老年人腸道抵抗力較弱，常吃這類食品，容易引起胃腸道疾患。

　　醬製品：包括醬油、大醬和各種醬菜，它們普遍含鹽量極高。

　　動物內臟類：動物腦、肝、腎等含膽固醇甚高，老年人若經常吃，會導致血清膽固醇增高，尤其是患有動脈硬化、高血壓、冠心病、糖尿病的老年人，更不能多吃。

　　甜食類：甜食類含糖量高，多食引起老年人肥胖（多餘的糖會轉化為脂肪），並引起血脂增高，對已有動脈硬化傾向和糖尿病老人尤為不利。此外，糖類攝取過量還會引起礦物質缺乏。

★ 溫馨提示

> 在人們的生活中常常會吃進去一些對自己身體無益的食物，或者在人們的觀念裡普遍認為這樣食物對人身體是有益的，所以吃起來就無所顧忌，其實不然，對於一些人而言，某些食物是不宜吃的。

食品中的「毒物」

常見的有毒野菜

未成熟的番茄：番茄未成熟時，含有一種叫龍葵的有毒物質，食用後會出現噁心、嘔吐、頭暈、流涎等中毒現象。如果生吃，其危害更大。

新鮮金針花：新鮮的金針花含有一種秋水仙鹼的物質，秋水仙鹼本身無毒，但當進食後大約半小時至 4 小時，經胃腸道吸收後，便會氧化成有毒物質「氧化二秋水仙鹼」而引致中毒。中毒症狀為噁心、嘔吐、腹瀉、頭痛、口渴，重者甚至出現昏迷。因此，新鮮的金針花一定要經過蒸煮、晒乾後方可食用。

新鮮木耳：鮮木耳含有一種叫卟啉類的對光線敏感物質。食用後，人的皮膚經光線的照射會引起皮膚炎，出現瘙癢、水腫、疼痛，個別人還會因咽喉水腫而發生呼吸困難。因此，只有選購乾木耳，水發後再食用才安全。

腐爛的生薑：生薑腐爛後能產生一種很強的毒素——黃樟素，人吃了會引起肝細胞中毒，損害肝臟功能。因此，選購生薑時，要選新

鮮的、外形完整、無發霉和無腐爛變質的大塊鮮薑。

久存的老南瓜：儲存時間過長的老南瓜，含糖量高，由於儲存時間過久，易使瓜肉發生無氧醇解，並使瓜質改變，食用後不利於健康。

剩菜回鍋有毒

在日常生活中，常有人把剩下的飯菜一次次加熱，以為這樣就可以防止飯菜腐敗。其實從醫學角度分析，這種觀點並不全正確。因為有些食物的毒素僅憑加熱是不能消除的。

在一般情況下，透過100℃的高溫加熱，幾分鐘即可殺滅某些細菌、病毒和寄生蟲。但是對於食物中細菌釋放的化學性毒素來說，加熱就無能為力了。加熱不僅無法破壞毒素，有時反而會使其濃度增大。

另外，在各種綠葉蔬菜中都含有不同量的硝酸鹽。硝酸鹽是無毒的，但蔬菜在採摘、運輸、存放、烹飪過程中，硝酸鹽會被細菌還原成有毒的亞硝酸鹽。尤其是過夜的剩菜，經過一夜的鹽漬，亞硝酸鹽的含量會更高。而亞硝酸鹽經加熱後，毒性會增強，嚴重的還會導致食物中毒，甚至死亡。

並且，像發芽的馬鈴薯中含有的龍葵素、發霉的花生中所含的黃麴毒素等都是加熱無法破壞掉的。因此，我們千萬不要以為剩菜只要熱熱就行了，最好還是吃多少做多少。

★ 溫馨提示

食物有的時候不但無法為人們的身體帶來益處，相反，還會帶來毒害作用，這時候，就不是小心謹慎地去吃了，而是堅決不能讓這些毒物進口。

飲食帶來的疾病

讓人「未老先衰」的食物

發霉食物：穀物、油類、花生、豆類、肉類、魚類等發霉時，會產生大量的病菌和黃麴毒素。這些發霉物一旦被人食用後，輕則發生腹瀉、嘔吐、頭昏、眼花、煩躁、腸炎、聽力下降和全身無力等症狀，重則致癌致畸，並使人早衰。

醃製食品：在醃製魚、肉、菜等食物時，容易使加入的食鹽轉化成亞硝酸鹽，它在體內酶的催化作用下，易與體內的各類物質作用生成亞胺類的致癌物質，人吃多了易罹癌，並使人體早衰。

含鉛食品：鉛會使腦內正腎上腺素、多巴胺和血清素的含量明顯降低，造成神經質傳導阻滯，引起記憶力衰退、痴呆、智力發育障礙等症。人體攝鉛過多，還會直接破壞神經細胞內遺傳物質去氧核糖核酸的功能，不僅易使人患痴呆症，還會使人臉色灰暗，過早衰老。

過氧脂質：過氧脂質是一種不飽和脂肪酸的過氧化物。例如炸過魚、蝦、肉等的食用油，放置久後即會生成過氧脂質；長期晒在陽光下的魚乾、醃肉等；長期存放的餅乾、糕點、油茶麵、油脂等，特別是容易產生油耗味的油脂，油脂酸敗後會產生過氧脂質。研究人員發

現，過氧脂質進入人體後，會對人體內的酸系統以及維他命等產生極大破壞作用，並加速人體衰老。

當心「美味症候群」

「美味症候群」可以說是一種現代「文明病」，此病多是在暴飲暴食之後的半小時至一小時左右發作，表現的症狀為：頭暈腦脹、噁心、嘔吐、腹瀉、上肢麻木、下頜發抖、心慌氣喘、心動過速、脈搏加快、呼吸急促、血壓增高等一系列症狀。引起上述症狀的原因是由於吃入過多麩酸鈉引起的。

這種疾病經常會在一些人大吃大喝後出現，短時間內吃入大量的魚、肉、蛋等美味食品，也將大量的麩酸鈉攝入體內，這些代謝產物就會干擾大腦神經細胞正常代謝，使生理功能發生紊亂，從而導致一系列不適症狀。

那麼，應如何預防「美味症候群」呢？

首先，要防止暴飲暴食 對美味佳餚應以品嘗為主，一次不宜吃得過多、過飽，以防增加胃腸負擔，而且還可能誘發急性胃腸炎、胰腺炎、膽囊炎、糖尿病、高血壓等疾病。

其次，在烹調這些菜餚時，不加或少加味精，以防麩酸鈉超量，使症狀加重。還要多吃些富含纖維素、維他命的新鮮蔬菜、水果，以促進胃腸蠕動，加快體內毒害物質的排泄過程。

一旦出現上述症狀，也不必驚惶失措，輕者休息一下即好，症狀重者應及時就醫，以防延誤。

★ 溫馨提示

也許是長期的飲食習慣所致，或者是為了趕流行而嘗鮮時，一些不宜吃的東西跟著進入了人們的口中，危害你健康的物質也到了你的身體內，所以，為了一時的「口福」而失去健康是得不償失的。

注意你的飲食方式

「食不厭精」是不良的飲食習慣

隨著人們生活水準的提高，有對食物要求越來越精細的傾向。從營養學來講，這對身體健康是不利的。

主食，有人喜歡精米細麵，認為它顏色雪白好看、質地細軟、香甜可口，對五穀雜糧、粗米粗麵卻很少吃，覺得顏色不好看，吃起來粗硬。精米細麵雖然好吃，但有缺陷。因為米、麵含的蛋白質、脂肪、維他命、無機鹽等營養成分，絕大部分都存在於種子的皮層和穀胚內，在碾米磨麵時，一部分被磨掉，碾磨得越精細，營養成分損失得越多。因此，精米細麵的營養價值較低。

副食，有人喜歡吃精美佳餚。而精美佳餚在製作上為了追求色、香、味，做工上更加複雜，除了煎、炒、烹、炸外，還有燻、燒、烤。這些雖然豐富了人們的食品，也增進了我們的食慾，但人們對食品製作中的化學變化卻認知不足，如燻魚、燻肉、燻雞、烤肉等，都要經過高溫烘烤和煙燻，容易發生焦化，引起蛋白質變異，這種蛋白質分離出來的胺基酸重新組合，會變成能導致人遺傳物質發生突變的

一種毒性物質，使人得遺傳病。這些食物中的糖和脂肪經過燻烤，會產生 3, 4- 苯駢芘，這是一種強致癌物質。

另外，蔬菜反覆接觸高溫、水等，也會破壞大部分維他命和無機鹽，降低了食物的營養價值。因此，食不厭精是一種不良的飲食習慣。

晚餐不當危害健康

晚餐太晚：一些家庭往往在晚上 8、9 點，甚至 10 點才吃晚餐。老人為了等兒子、媳婦們一起回家吃飯，儘管肚子已飢餓，仍堅持忍受。長此以往，胃腸疾病難免發生。尤其是體弱的老人和發育尚未健全的孩子。

比例失調：一日三餐進食量的比例應當根據每個人的生活習慣及健康狀況而定。一般來說，早、中、晚三餐的比例應為 3：4：3；如果晚上 9 ～ 10 點睡覺，其比例應為 4：4：2。這樣既能保證活動時能量的供給，又能在睡眠中讓胃腸得到休息。

營養過剩：調查資料顯示，危害中老年人健康的心絞痛、心肌梗塞、糖尿病，與長期進食豐盛的晚餐有十分密切的關係。不少家庭晚餐菜餚豐盛，且多是高蛋白、高脂肪、高熱量食物。

晚餐中存在的問題嚴重損害人們的身心健康。進食後如果很快就上床睡覺，被食物充盈的胃腸會壓迫肝、胰、膽等消化器官，極易發生胰腺炎、膽囊炎，有的甚至在睡夢中突發休克與猝死。晚餐太飽、太豐盛，消化液分泌供不應求，食物停滯於胃腸，生成去氧膽酸等致癌物質，易誘發大腸癌。

OFFICE 一族的不良飲食習慣

不吃早餐：不吃早餐將嚴重傷胃，使你無法精力充沛地工作，而且還容易「顯老」。

晚餐太豐盛：傍晚時血液中胰島素含量為一天中的高峰，胰島素會使血糖轉化成脂肪凝結在血管壁和腹壁上，晚餐吃得太豐盛，久而久之，人便肥胖起來。同時，持續時間通常較長的豐盛晚餐，還會破壞人體正常的生理時鐘，容易使人患上失眠症。

水果當主食：把水果當主食容易造成人體缺乏蛋白質等物質，營養失衡，甚至引發疾病。很多辦公室一族出於長期靜坐的工作方式而造成的消化不暢、血脂增高、血管硬化等疾病，確實需要水果中的營養物質來化解。但是，水果不能當主食，因為水果中雖然含多種維他命和糖分，卻缺少人體需要的蛋白質和某些微量元素。

過量攝取食用酒精：大量或經常飲酒，會使肝臟發生酒精中毒而致發炎、腫大，影響生殖、泌尿系統。

餐後吸菸：餐後吸菸會使菸中的有害物質更易進入人體。飯後吸一根菸，中毒量大於平時吸十根菸的總和。

宴席不離生食：吃生食會導致各種寄生蟲病。鮭魚、象拔蚌、鱸魚、烏魚、生魚片、蟹等辦公室一族商務宴請時的首選食物中，存在寄生蟲和致病菌的機率很高，再加上廚師們為了追求味道的鮮美，烹調往往不夠充分，很容易讓你在大快朵頤之時，病從口入。

嗜飲咖啡：一、降低受孕率。天天把咖啡當水喝，受孕率就有可能下降 50%。二、容易罹患心臟病。咖啡中含有高濃度的咖啡因，會使心臟功能發生改變並使血管中的膽固醇增高。三、降低工作效率。適量飲用咖啡有提神醒腦的作用，但飲用過量反而會降低工作能力和

效率。每天喝咖啡超過 5 杯者，其理解能力會有所下降，將難以完成複雜的工作。

進食速度過快：很多辦公室一族的午餐，都是在非常匆忙的狀態下吃完的。進食速度過快，食物未得到充分咀嚼，不利於口中食物和唾液澱粉酶的初步消化，加重腸胃負擔。且咀嚼時間過短，迷走神經仍在過度興奮之中，長此以往，容易因食慾亢進而肥胖。

如此吃法不科學

- 經常吃熱飯喝熱水的人，易引起食道和胃的癌變。
- 經常吃飯太快不細嚼慢嚥的人，易引起胃炎、胃潰瘍。
- 經常吃飯過飽的人易引起消化不良，甚至誘發高血壓、冠心病等。
- 偏食的人易導致某種營養素缺乏。
- 經常飲食過鹹的人，易患高血壓，對心肝腎有害。
- 喜歡吃甜食的人，易患心血管疾病、肥胖及糖尿病。
- 太晚吃晚餐的人易患尿路結石、冠心病、腸癌、肥胖等。

★ 溫馨提示

現代人已經進入快速的生活方式中，而快速的生活方式也改變了人們的傳統飲食習慣和飲食方式，但是，這些飲食方式並未替人們的身體提供良好的營養以及足夠的能量補充，長此以往，身體將會不堪重負，所以，你要注意你的飲食方式了。

走出食物配伍的禁區

不宜與兔肉同食的食物

* 兔肉與雞肉：雞肉性味為甘溫或酸溫，屬於溫熱之性，補虛為其主要功能。而兔肉甘寒酸冷，涼血解熱，屬於涼性，冷熱雜進，易致腹瀉，故兩者不宜同食。兔肉與雞肉中都含有激素與酶類，進入人體後會發生反應，產生不利於人體的化合物激腸胃道，導致腹瀉。

* 兔肉與薑、芥末：兔肉酸寒，性冷，乾薑、生薑辛辣性熱，性味相反，寒熱同食，易致腹瀉。故烹調兔肉，不宜加薑。同樣道理，芥子性溫，能溫中利竅，通肺豁痰，利膈開胃，含芥子油及芥子甙等；而兔肉酸冷性寒，與芥末性味相反不宜同食。

* 兔肉與柑橘：柑橘是一種營養豐富的水果，果肉和果汁中含葡萄糖、果糖、蔗糖、蘋果酸、胡蘿蔔素，其性味甘酸而溫，多食生熱。兔肉酸冷，食兔肉後，不宜馬上食柑橘。尤忌多吃，多吃會引起腸胃功能紊亂而致腹瀉。

不宜與山楂同食的食物

* 山楂與豬肝：山楂富含維他命 C，豬肝中含銅、鐵、鋅等金屬微量元素，維他命 C 遇金屬離子，則加速氧化而破壞，降低了營養價值，故食豬肝後，不宜食用山楂。

* 山楂與小黃瓜、南瓜、紅蘿蔔、筍瓜：小黃瓜、南瓜、紅蘿蔔、筍瓜中皆含維他命 C 分解酶，若與山楂同食，維他命 C 則被分解破壞。

* 山楂與海味：一般海鮮（包括魚、蝦、藻類）除含鈣、鐵、磷、

碘等礦物質外，都含有豐富的蛋白質，而山楂、石榴等水果都含有鞣酸，若混合食用會化合成鞣酸蛋白，這種物質有收斂作用，會形成便祕，增加腸內毒物的吸收，引起腹痛、噁心、嘔吐等症狀。

哪些食物不宜與蔥同食

- 蔥與蜂蜜：《金匱要略》：「生蔥不可共蜜食之，殺人。」按古籍說法，蔥蜜同食有兩種後果：一是「食之殺人」，意思有劇毒；一是說「作下痢」，導致腹瀉。關於第一種說法很可能是誤解，蜂採食有毒植物的花，釀成毒蜜，如同海中毒貝採食毒藻而帶毒一樣的道理。此蜜偶與蔥同食因而中毒，誤為相剋。第二種說法則可能有一定的道理，蔥蜜同食後，蜂蜜中的有機酸、酶類，遇上蔥中的含硫胺基酸等，發生不利於人體的化學反應或產生有毒物質刺激腸胃道使人腹瀉，故有「生蔥同蜜食作下痢」之說。

- 蔥與公雞肉：公雞肉性味甘溫，富含多種激素，中醫歷來認為生風動火之物，其性偏熱，會發諸病。而生蔥辛溫助火，故公雞肉最好不要與生蔥同食，否則易生火熱而傷人，素有鼻塞者，尤當忌之。

哪些蔬菜不宜與小黃瓜同食

- 小黃瓜與辣椒：辣椒的維他命 C 含量豐富，每 100 克中約含 185 毫克左右。小黃瓜中含維他命 C 分解酶，生食小黃瓜此酶不失活性。兩者同食，則辣椒中的維他命 C 被破壞，降低了營養價值。

- 小黃瓜與花椰菜：花椰菜中維他命 C 含量亦較豐富，每 100 克約含 88 毫克，若與小黃瓜同食，花菜中維他命 C 將被小黃瓜中的維他命 C 分解酶破壞，故不宜配炒或同吃。

- 小黃瓜與菠菜、小白菜：菠菜中維他命 C 含量為每 100 克中含 90 毫克，小白菜為每 100 克中含 60 毫克，皆不宜與小黃瓜配食，不然，將降低營養價值。

- 小黃瓜與番茄：番茄中的維他命 C 每 100 克中約含 20～33 毫克，為保護其中的維他命 C，亦不宜與小黃瓜配食或同炒。

- 小黃瓜與柑橘：柑橘亦含維他命 C，每 100 克約含 25 毫克，做西餐沙拉時，有時亦配以小黃瓜。但柑橘中維他命 C 多為小黃瓜中的分解酶所破壞。

哪些食物不宜與蝦同食

- 蝦與豬肉：蝦分淡水蝦及海水蝦（明蝦、龍蝦）等。蝦體內含蛋白質、脂肪、醣類、維他命、礦物質和多種微量元素。李時珍曰：「蝦與豬肉食令人多睡。」

- 蝦與富含維他命 C 食物：維他命 C 是烯醇式結構物質。蝦肉所含的砷是五價砷，遇到維他命 C，就會還原為三價砷。五價砷無毒，三價砷（砒霜）有劇毒。所以河蝦不宜與番茄等富含維他命 C 的蔬菜配炒。

不宜與蛋同食的食物

- 蛋與兔肉：兔肉性味甘寒酸冷，蛋甘平微寒。兩者各有一些生物活性物質，若同炒共食，則易產生刺激胃腸道的物質而引起腹瀉，故不宜同食。

- 蛋與豆漿：豆漿性甘平，含植物蛋白、脂肪、碳水化合物、維他命、礦物質，又含皂素、胰蛋白酶等。這些成分與蛋中的部分生物活性物質相遇，則發生反應，如蛋白中的卵黏蛋白與豆漿中的胰蛋白酶結合後，則失去營養成分，降低了營養價值。

★ 溫馨提示

人們在日常生活中，因為不了解食物之間存在著相剋相宜的問題，常常會吃錯食物，不但無法從食物中獲得足夠的營養，有些時候還會對身體造成損傷，所以，大家一定要走出食物配伍的誤區，健康飲食。

飲食與選購：
營養食品的科學選購

★ 一分鐘營養提要：

- 注意食品安全，掌握營養食品的第一道關口。
- 透過看、聞、摸、嘗等方法，檢查所選購的食品的色、香、味、形，判斷食品的新鮮度和是否有摻假。
- 科學選購，理智消費。

全穀雜糧類食品和食用油的選購方法

稻米的選購方法

- 根據日期選購稻米：稻米變質速度通常是散裝比較慢，密閉比通風慢，缺氧比有氧慢。稻米變質速度一般來說與水分含量有關。一般來說市售國產米水分高於泰國香米，因此，國產米保管較泰國香米困難，我們建議消費者購買國產米一次性採購量應以一個月消費量為宜，且盡量選購製造日期在一個月以內的。不要一次買太多米，以免儲存時間過長，米質降低，且容易生蟲，若無法於短期內使用完，應置於冰箱中冷藏，以確保白米之品質，最好在外包裝上標示的保存期限內把米吃完。

- 看外觀選購稻米：優質稻米米粒外觀飽滿，潔淨，有光澤，縱溝較淺，掰開米粒其斷面呈半透明白色，聞之有清新氣味，蒸熟後米粒油亮，有嚼勁，氣味噴香；若米粒外觀不充實，瘦小，縱溝較深，無光澤，如米粒的變色粒、損害粒、碎粒、異型粒、白粉質粒，或夾雜物含量較多，掰開米粒其斷面殘留褐色或灰白色，有異味及米粒外表粉粉的，吃起來口味淡、粗糙，黏度也小的稻米均為米質較差或不新鮮之現象。並且，發霉的米粒多呈綠色、黃色、灰褐色、赤褐色，且光澤差、組織疏鬆，有霉味或其他異味。

- 依需求選擇食米種類：如糙米、胚芽米、白米三種，著重營養，建議大家多吃糙米飯或胚芽米飯，如果講究口感，則選擇白米。

- 根據《食品安全衛生管理法》選購：選購時，注意包袋所標示

之內容，米袋上必須標注製造日期、產品名稱、碾製生產企業名稱和地址、淨含量、保存期限、品質等級以及其他特殊標注的內容，其中製造日期是識別新稻米最關鍵之處，碾製日期愈接近購買日期者愈好。另外查看包裝上是否有「CAS 臺灣優良農產品」等認證標誌。

如何鑑別摻加礦物油的鮮亮稻米

- 如果我們購買的稻米鮮亮無比時，我們要防止其光亮度為礦物油「拋光」而成的，這種礦物質一般為用於工業產品的白蠟油和礦物油，根本不能用於食品，一旦食用，輕則影響人的消化系統和神經系統的健康，重則危及人的生命。

- 這種摻礦物油的「毒稻米」有一種簡便又實用的鑑別方法：用少量熱水浸泡這種稻米時，手撚之有油膩感，嚴重者水面可浮有油斑。另外是仔細看，因上油拋光米顏色通常是不均勻的，仔細觀察會發現米粒有一點淺黃。而也有一些陳化稻米經過上油拋光處理後可達到真假難辨的效果，須借助化學手段予以鑑別。經過「易容改裝」流入市場的低級變質稻米還有一個特點，就是通常外包裝上都不會寫明廠址及製造日期，價格也會比正常稻米低一些，消費者在選購時要注意。

泰國香米的選購方法

- 香米的特徵：米粒外觀為細長型，整米粒的平均長度不少於 7 毫米，寬度不少於 3 毫米，破碎率不超過 4.5%，水分含量不超過 14%，澱粉含量在 12% ～ 19% 之間。
- 香米的外形：香米有一股清新的香味，米色晶瑩剔透，胚芽外

沒有白點，飯粒完整，柔軟爽滑，浸到氫氧化鈉溶液中，24小時後香米溶解。

- 沒有百分百泰國香米：由於稻田裡難免會生長出一些別的種類的米，所以在泰國香米採收的第一道程序中就會有「外來者」混入，而一些與泰國香米外觀酷似的米則很難在後面的加工程序中被分離出來，所以，事實上百分百純度的泰國香米是不存在的。在泰國香米的純度達到 92% 才被允許出口，通常大家所說的泰國香米是指那些泰國政府所推崇的泰國茉莉香米，純度在 92% 或者以上。

糯米的選購方法

- 糯米又稱秫、江米。其所含的營養物質和稻米差不多，只是無機鹽略高一些，而蛋白質含量卻比一般的稻米少 1% 左右。中秈糯米呈長橢圓形，粳糯米呈橢圓形，其特點是硬度低、黏性大、膨脹性小、色澤乳白不透明。糯米的在煮時的吸水率及脹性相對於其他稻米最小，但其黏性強，富有光澤，在成熟後有透明感，出飯率較粳米還低。糯米中以米粒寬厚、近似圓形者黏性較大，細長形者則黏性較差。糯米既可以直接製作八寶飯、糯米糰子、糍米糕、粽子等，又可磨製後和其他米粉摻用，製作各種富有特色的黏軟的糕點。

- 我們在選購糯米的時候，除了需要參照一般稻米的選購方法，另外，對於一般在糯米中摻入其他稻米的摻假糯米可用碘酒浸泡片刻，再用清水洗淨米粒，糯米為紫紅色，而秈米或粳米顯藍色。

小米的選購方法

- 選購小米時，我們會看到一般小米呈鮮豔自然黃色，光澤圓潤，手輕捏時，手上不會染上黃色。對於摻假的小米，如用薑黃或地板黃等色素染過的小米，在用手輕捏時會在手上染上黃色，或把少量小米放入杯中加入少量水，搖晃後靜置，若水變黃即可說明該小米染色過。

麵粉的選購方法

- 看：取少量麵粉在手掌上，在白天散射光下，對著光線觀察，正常麵粉的顏色呈白色或微黃、無雜色，而不正常的麵粉則呈灰白色或深黃色，發暗、色澤不均勻。另外，將麵粉輕輕按平，對照標準樣品觀察麩量，如果麩量大且分布密，說明加工精度達不到要求。

- 嗅：正常優秀的麵粉具有麵粉固有清香味，如果存在著發酸，有苦味、霉味、油耗味或其他異味的狀況，當屬不合格麵粉。

- 聞：用手捏一點乾麵粉放在嘴裡，如果感覺沙沙，則說明麵粉含沙量高；如果味道發酸，判斷麵粉酸度高。

- 將麵粉做成熟食品嘗是進行味覺檢驗的最好方法，正常麵粉製成熟食後有澱粉的「回香味」，口感細膩。

- 捏：手抓一把麵粉稍用力捏，若麵粉呈粉末狀、無顆粒感，手捏後鬆開不結塊，可以判斷麵粉水分含量適中。若手捏後，易成團、結塊、發黏，則可判斷麵粉含水分高，遇高溫天氣，易發熱、發霉變質。

澱粉的選購方法

目前的澱粉主要包括綠豆、地瓜、馬鈴薯、玉米以及蠶豆澱粉等。這些澱粉屬雜糧類，人們食用這些雜糧可以平衡膳食，保持身體健康。一般來說，選購這些澱粉需要注意以下幾點：

- 優質澱粉：粉色白淨、有光澤，開水沖調後，熟漿稠厚，淺褐色並呈獻出微微透明狀態。把粉放在杯內，用冷水充分攪拌靜置後，水面上無浮皮，底部無泥沙，粉質純淨。用手拍打裝粉布包即見粉塵飛揚，成把緊捏時，粉塵從指縫外噴，鬆手時即全部散開，手感滑潤，小塊極易鬆碎。

- 劣質澱粉：粉色灰白，粉粒不勻，沸水沖調後，熟漿色深灰帶黑。冷水攪拌靜置後，上見浮皮，下有泥沙。成把緊捏不外噴，放手後不易散開，手插入粉袋，中心發熱。

- 摻假澱粉：隔袋捏搓沒有「呀呀」聲響或聲響不大，手感粗糙，咀嚼有沙，用手緊握成團，冷水滴在上面，水滲緩慢，形成的溼粉塊鬆軟，表面黏手指，多半摻有麵粉、蕎麥麵粉、玉米麵等。

如何鑑別油脂的品質

一般從如下幾個方面來鑑別油脂的品質：

- 透明度。油脂的透明度可以說明油脂的精煉程度，磷脂水分和雜質的多少，以及有無摻假使雜等。測定鑑明的，先將油脂攪混，然後倒入 1 個玻璃杯中，靜置 24 小時，透明不混濁，無雲霧狀的懸浮物為好；有懸浮物次之。

- 氣味。用手指蘸一點油，抹到手心中，搓後聞氣味。無異味或

油耗味的油品質好。

- 滋味。應具有油脂所特有的滋味,將鍋燒熱,加油,無焦臭、酸敗及其他味者為好;有異味者次之。

芝麻油的選購方法

- 純芝麻油呈淡紅色或紅中帶黃,小磨芝麻油顏色稍深,為棕紅色透明油狀液體。如果芝麻油中摻入了其他食用植物油脂,則色澤發生變化。摻入菜子油呈深黃色;摻入棉子油呈黑紅色;摻入精煉棉子油呈黃色。如芝麻油中摻入米湯(上清液)類物質,則渾濁模糊不清並有沉澱物,且容易變質。

- 在陽光下看純芝麻油,清晰透明。摻入 1.5% 的冷水,在光照下呈不透明液體狀;摻入 3.5% 的冷水,芝麻油會自動分層,容易沉澱變質;摻入豬油,加熱後會發白;摻入菜子油,則顏色發青;摻入棉子油,加熱時會黏鍋;摻入米湯,會變渾濁,有沉澱。

- 用筷子蘸 1 滴芝麻油,輕輕滴在平靜的水面上(可用碗、盤或小盆盛清水)。純芝麻油會呈現出無色透明的、薄薄的大油花,並有濃重的芝麻油味,而摻假的芝麻油會出現較厚的小油花,油花持續時間短,芝麻油香味淡薄,並伴有其他油脂的異味。

- 還可將芝麻油試樣瓶放在～ 10°C冰箱內冷凍觀察。純芝麻油在此溫度下仍為液體,摻假的芝麻油在此溫度下開始凝固。

- 也可將芝麻油試樣少許倒入試管中,用力振盪後觀察。純正芝麻油振盪後不起泡或只起少量泡沫,而且很快消失。摻入花生

261

油振盪後泡沫多，消失慢，泡沫呈白色；摻入精煉棉子油振盪後泡沫多，不易消失，用手掌蘸油摩擦，可聞到鹼味；摻入大醬油振盪後出現淡黃色泡沫且不容易消失，用手掌蘸油摩擦，可聞到豆腥味；摻入菜子油振盪後出現泡沫消失慢，用手掌蘸油摩擦，可聞到辛辣味。

- 將油樣滴於手心，用另一手掌用力摩擦，由於摩擦產熱，油內芳香物質分子運動加速，香味容易擴散。如為芝麻油，則有單純濃重的芝麻油香味。如摻入菜子油，則除有芝麻油香味外還夾雜有菜子油的異味；如摻入棉子油，則摩擦後油的香味淡薄或不明顯。此法簡便易行，可靠性較強，適用於現場鑑別。

花生油選購方法

- 看花生油品質標準。新花生油標準分物理壓榨和浸出（溶劑萃取）兩大系列。壓榨花生油分為壓榨一級和壓榨二級。浸出花生油分為浸出一級至四級。至於濃香、特香等稱謂只是壓榨花生仁的工藝不同罷了。

- 看製造日期。花生油是一種食品，新鮮才是最好的。花生油的香味物質在製油過程中，以吸附方式存在於油中的，所以這種香味物質易揮發或分解。花生油即使在保存期內也有一個自動氧化、分解過程。如果花生油放置久了，香味逐漸淡化直至消失，同時也會酸值上升、過氧化物增多、口感變差，營養成分遭到破壞。一般來說近期生產的花生油比早期生產的花生油內在品質好些。

- 看感觀。新鮮花生榨出來的花生油色澤自然，金黃明亮，聞起

來具有花生油的天然濃郁香味。若用霉爛或過了夏天的花生仁榨出來的花生油色澤深暗，無光澤，聞起來苦，吃起來澀，入口回味清淡，有卡喉的感覺。

- 實際檢驗。好的花生油出現油煙的溫度高。而且隨著溫度升高，花生油色澤基本沒有變化，在高溫後的口感依然香滑深厚。如果花生油在低溫時都已經狼煙大冒，香味很快散發盡，肯定不算是好的花生油。

- 看合理價格。許多消費者認為價位高就是品質好，其實這是一個誤會。各個廠商即使生產工藝方面有些許不同，但同級別規格的花生油純製造成本差不多一樣。有些廠商把沉重的廣告費用和推介產品的銷售費用加在產品價格上，或是利用消費者的「高價就是優質」的心理，把產品價位定得奇高。

各類食用油的識別方法

食用油脂分為植物油脂和動物油脂。油品的檢測可以分為與品質要求相關的酸價、過氧化價、碘價等，還有與衛生安全風險相關的黃麴毒素、重金屬、游離棉籽酚、銅葉綠素、苯駢芘等測試項目

- 花生油依精煉程度不同，有乳白色、淺黃色和橙黃色，清亮透明，有花生清香氣味；冬天低溫下易凍結，稍加熱即可溶解，澄清透明。

- 醬油多為淺黃色或棕色，有特殊豆腥味，加熱時有泡沫出現。

- 芥花油為金黃色或棕黃色，橄欖油有辛辣氣味。

- 棉籽油中因提煉程度不同，有毛棉油、衛生油、棉清油三種。其中毛棉油為黑褐色或褐紅色。衛生油為淺黃色到深黃

色，常有鹼味，新油的鹼味顯著且不如陳油清亮透明。棉清油為淺黃色或黃色，澄清透明。

- 芝麻油因加工設備和加工工藝不同又分芝麻油和小磨芝麻油兩種。芝麻油為淺黃色、黃色或棕紅色，新油有芝麻香味，熱後香味更顯著，口感也滑利，但不如小磨芝麻油香味濃郁，呈深紅色。

- 米糠油為淺黃色，清澈透明，黏度小，氣味芳香。

- 茶油為金黃色和深黃色，有特殊清香味。

- 玉米油為橙黃色、不透明，有新鮮玉米清香味，滋味淡雅。

- 葵花子油為淺黃色或青黃色，清亮透明，氣味芬芳，滋味純正，即使在寒冬仍然為澄清透明的液體。

怎樣選購綠豆

綠豆以顆粒均勻，飽滿，色綠，煮之易酥者為上品。

怎樣選購黑豆

黑豆以顆粒飽滿，質地堅實，個大均勻，顏色烏黑者為佳品。

怎樣選購紅豆

紅豆以豆粒完整，顏色鮮紅，大小均勻，皮薄的，才是品質好的，而顏色愈深的，則表示其含鐵量愈高。

怎樣選購花生仁

選購花生仁時，一定要注意其是否已經發霉，發霉的花生仁含有黃麴毒素，是一種強烈的致癌物質，最好不要吃。

★ 溫馨提示

> 消費者選購中應特別注意食品驗證標章，常見的驗證標章有
> 「TQF 臺灣優良食品驗證制度產品標章」、「CAS 臺灣優良農產
> 品標章」、「TGAP 產銷履歷農產品標章」及「SQF 食品安全品
> 質標章」等。

豆製品的選購方法

豆芽的選購方法

豆芽為綠豆或黃豆的芽類製品，其營養價值相當高。日本的科學工作者研究發現，黃豆、綠豆、黑豆所生出的豆芽含有豐富的天門冬胺酸，具有抗疲勞的作用。他們對長距離腳踏車運動員和 15 公里急行軍的士兵服用或注射天門冬胺酸後發現，在體內堆積的乳酸大大減少。疲勞可延遲至 2 小時 8 分鐘後出現。

近年來，有些賣豆芽的商販為了催芽速生，縮短豆芽的生長期，並使其粗壯，往往在生產加工豆芽的過程中，在豆芽中施放化肥，如尿素、硫酸銨、硝酸銨等。浸泡豆芽的化肥，都是含銨類化合物，它們在細菌的作用下，會轉變成亞硝胺，而亞硝胺是一種致癌物質。因此，當我們在選購豆芽菜的時候，要分清自然豆芽與用化肥催生的豆芽。因此，用化肥催生豆芽是不對的，應該予以禁止。

自然培育的豆芽，芽身挺直，芽根不軟，組織結構脆嫩，有光澤且白嫩，稍細，無爛根、爛尖等現象。

採用過化肥催長的豆芽，根短或無根，豆粒發藍，整體來看，豆

芽的色澤呈現灰白色。如果將豆芽折斷，斷面會有水分冒出，有的還殘留有化肥的氣味。

石膏豆腐和滷水豆腐的選購方法

無論石膏豆腐還是滷水豆腐，都含有較多的水分，在高溫下易變質。因此，凡有發黏、變色和有酸臭味的變質豆腐一定不能食用。

品質好的石膏豆腐外表柔軟、鮮嫩、整齊不破裂，色澤潔白無變質，食之可口細膩，味道鮮美。

品質好的滷水豆腐外形見方，塊均勻四角平整，薄厚一致。滷水豆腐顏色潔白、口感細膩，與石膏豆腐相比，較粗糙並有少量雜質。

選購豆製品的三大訣竅

一看色澤。每樣豆製品都有自己獨特的色澤，一定要注意不要購買顏色灰暗的豆製品。如豆腐、白干絲、厚百頁為乳白色；薄百頁為亮黃色；蘭花豆干表面與切面均呈金黃色；素雞呈淡黃色；臭豆腐豆干則黑裡透白。此外每個品種的表皮均應光潔、無色差圓點等。

二聞氣味。凡豆製品應具豆香味或正常氣味，不應聞到腐酸味或油耗味。如臭豆腐豆干應是臭中帶香；豆腐、百頁、白干絲應有豆香味；香干有茴香、桂皮、醬香的氣味；油炸產品有油香味等。

三摸質地。豆製品質地各有特性，但都忌發黏帶滑、酸敗變質。如豆腐切面應不出水；素雞應有彈性、表皮無裂紋、切面無爛心；薄百頁應該對折成疊、不碎不裂；厚百頁應拎角不斷；油豆腐應皮薄軟韌不癟、內呈海綿狀；粉皮應不生不爛、完整不碎；烤麩應鬆軟無僵塊、手捏不滴水；油麵筋應不生不癟且內心鬆透等。

如何選購豆皮

豆皮是半脫水的豆製品，中國東北地區稱之為「乾豆腐」，而南方則稱其為「千張」或「百頁」。品質良好的豆皮，色白味淡，柔軟而富有彈性，薄厚均勻，片形整齊，具有豆腐的香味，如果發垷豆皮變色、變味，說明它已經變質，不可食用。

又薄又黃的豆皮絕對不能吃，其中可能有吊白塊、工業鹽、色素等，仔細聞可聞到刺鼻的酸味。不要相信那些有醬色的豆干是用醬油泡出來的謊言，那是多種化學原料泡製的，所以根本就不能吃。白干絲和豆干、豆皮品質基本相同，選購時參照豆皮的選購標準就行了。

如何鑑別摻假的豆干和油豆腐

豆干摻豆渣或玉米粉：表面粗糙，光澤差，如輕輕折疊，無彈性。豆腐的折裂面呈不規則的鋸齒狀，仔細查看可見粗糙物，還可看見玉米渣粒。

油豆腐充水：充水的油豆腐油膩感差，表面粗糙。有的褪色，邊色發白。用手一撚，有水分滴落。優質的油豆腐撚後很快恢復原來的形狀，充水的油豆腐用力一撚就容易變爛，不能恢復原來的形狀。

★ 溫馨提示

消費者在選購豆製品可透過感官鑑別，特別注意其色澤有無改變，手摸有無發黏的感覺以及發黏程度如何，還要注意聞嗅和品嘗，看其有無異味。若發現豆製品黏滑有異味時，切勿購買。

肉類的選購方法

冬季選購肉類要三看

一看豬肉是否含瘦肉精。瘦肉精是一種強效激動劑，可以作用於腎上腺素，能引起交感神經興奮，原是治療豬氣喘的獸用藥。吃了大量含瘦肉精的豬肉，會出現心跳過快、心慌、手顫、頭暈、頭痛等神經中樞中毒失控的現象，健康人攝取 20cc 的瘦肉精就會出現中毒症狀。

鑑別豬肉是否含有瘦肉精的簡單方法：看該豬肉是否具有脂肪油，如該豬肉在皮下就是瘦肉，則該豬肉可能含有瘦肉精。同時，購買時一定要看清該豬肉是否有衛生檢疫合格證。從外觀看，含瘦肉精的豬肉顏色鮮紅，肥肉和瘦肉有明顯的分離，脊柱兩側的肉略有凹陷。如果整頭豬瘦肉過多，就值得懷疑。

二看是否是灌水肉。灌水肉從表面看水淋淋的，特別亮；用手摸，灌水肉由於沖淡了體液，所以沒有黏性；用刀切，灌水肉柔性差，刀切面合攏有明顯痕跡，如腫脹一樣。下面有更詳細的介紹。

三看熟肉製品的優劣。好的醬滷肉類製品，外觀為完好的自然塊，潔淨、新鮮潤澤，呈現肉製品應具有的自然色澤。對於包裝的熟肉製品，要看其外包裝是否完好，漲袋的產品不可以食用。對於以尼龍等為腸衣的灌製品，如發現脹氣，或是腸衣與腸體分離的，也屬於變質，不要選用，還要看熟肉製品上的標籤，在選購時一定要注意標籤上的成分和製造日期，盡量選購近期生產的產品。

「異常肉」的識別

囊蟲肉（又叫米豬肉）的識別：切開瘦肉，切面上有石榴籽大小

的白色半透明顆粒狀囊泡，這種小顆粒泡就是囊蟲。

過期冷凍肉的識別：一看色澤，脂肪暗黃，肌肉乾枯發黑，外表面有風乾氧化斑點。二聞氣味。就近聞，會有淡臭味，解凍後臭味更濃。

二次冷凍或多次反覆冷凍肉的識別：一般凍結狀態時，顏色灰暗而無光，脂肪灰白；解凍後肉呈淡褐色，肉汁流失，組織鬆弛。

灌水肉的特徵

灌水肉由於強行灌水破壞了肌肉組織本來的結構，加上灌水水質不衛生等原因，易導致肉質腐敗變質，從而嚴重影響肉的品質。加工後產品食用起來口感不佳，所以如何判斷灌水肉就成為一項極為重要的工作。

灌水後的肌肉溼潤，肌肉表面有水淋淋的亮光，血管周圍呈現半透明狀的紅色膠樣浸溼，肌肉間結締組織呈半透明膠狀，肌肉缺乏光澤。若是凍結後的肉，切面能見到大小不等的冰晶，嚴重時肌纖維間被凍結脹裂，營養流失。

把衛生紙貼在剛切面上，沒有灌水的肉，一般沒有明顯浸潤或稍有浸潤；灌水的肉有明顯浸潤。把普通薄紙貼在肉上，正常鮮肉有黏性，紙不易揭下；灌水肉沒有黏性，很容易揭下，且揭下的吸水紙無法用火點燃，或無法完全燃燒。原因是豬肉內含有油脂，能夠助燃，而水分過多則無法燃燒。

以牛肉為例，非灌水肉肉色正常，呈深紅色，富有彈性，經手按壓很快能恢復原狀，且無汁液滲出；灌水肉呈淡紅色，嚴重者泛白色，經手按壓，切面有汁液滲出，且難恢復原狀。

牛肉的選購方法

正常牛肉的色澤深紅，切面有光澤，質地堅實，有韌性。股纖維較細，眼觀斷面有顆粒感。牛脂肪色澤呈黃色或白色，硬而脆，肌肉間脂肪明顯可見，切面呈大理石樣紋斑。

病死牛是在病畜機體衰竭或死亡後，急宰放血所得，故存在放血不全的現象，其肌肉色澤暗紅，肌肉切面感覺血滴流出和黑紅色血浸潤，血管內存有餘血。

灌水牛肉單從外觀上看，反而有鮮嫩的感覺，更加好看，但我們如果仔細觀察，就會發現牛肉的上面有水分冒出，用手摸感覺手掌上有較多水分，用乾紙張貼上去，紙很快就會溼透。

羊肉的選購方法

正常羊肉的肉質色澤淡紅，肌肉發散，肉不黏手，質地堅實。肌纖維較細短，羊肉脂肪呈白色或微黃色，質地硬而脆。

老羊肉肉色深紅，肉質較粗；小羊肉肉色淺紅，肉質堅而細，富有彈性。

豬肉的選購方法

正常豬肉的肌肉色澤鮮紅，切面有光澤，肉質鮮嫩。肌纖維細軟，肉脂肪純白色，質硬而黏稠，瘦肉切面也是呈大理石樣紋斑。

病死豬肉的淋巴結是腫大的，其脂肪為淺玫瑰色或紅色，肌肉為墨紅色，肉切面上的血管可擠出暗紅色的淤血。而品質合格的豬肉的淋巴結大小正常，肉切面呈鮮灰色或淡黃色。

肥豬肉與母豬肉的鑑別

一看皮膚。肥豬豬皮膚表面潔白平滑，而母豬豬皮厚粗糙，有很

多皺紋，毛孔清晰可見。

二看肌肉。肥豬肌肉紅色均勻，有光澤，指壓有彈性。而母豬肉肌肉呈深紅色或紫紅色，肌肉斷面顆粒大，肌纖維粗長，紋路明顯。

三看脂肪。肥豬肉脂肪潔白，而母豬肌間脂肪很少或缺乏，母豬皮膚與皮下脂肪結合不緊湊，兩者之間有一層薄脂肪，且呈粉紅色。

四看乳頭。母豬肉腹部乳頭粗長，乳腺組織發達，呈海綿狀，去掉乳腺組織的母豬肉，會有明顯的痕跡。肥豬肉乳頭較小，乳腺組織不明顯。

五聞氣味。新鮮肥豬肉具有鮮肉的正常氣味，母豬肉則有一種腥味。還可取一小塊肉進行燉煮，母豬肉不易煮爛。

兔肉的選購方法

兔肉肌肉色澤淡紅或暗紅，質地鬆柔。肌纖維細嫩，脂肪黃白色，質軟。

病死肉的鑑別

放血情況：正常肉放血情況良好。病死肉放血不良，胸腹膜下小血管顯露，內有淤血，指壓時有暗紅色的血滴滲出，肋骨間靜脈血管明晰可見。

肌肉和脂肪情況：以豬肉而言，正常肉呈鮮紅色或淡紅色，脂肪呈白色或微黃色；病死肉呈暗紅色或黑紅色，有時肌肉組織有出血斑點，脂肪多呈粉紅色。

皮膚的顏色：正常肉的皮膚較潔白，而病死肉的皮膚呈紅色或紫紅色，有時皮膚上有出血斑點。

殺口情況：正常肉宰殺殺口外翻，切面不整，其周圍組織血液

浸染較大；病死肉宰殺口不外翻，切面平整，其周圍組織稍有血液浸染現象。

淋巴結的變化：健康動物肉屍上的淋巴結呈灰白色，而病死肉屍上的淋巴結多為水腫並有充血、出血現象。

香腸的鑑別與選購

外觀：優質香腸腸體乾燥，呈皺癟狀，大小長短均勻，腸衣緊貼肉陷，無黏液，堅實而富有彈性。變質不新鮮的香腸腸衣溼潤、發黏，肉餡明顯分離，易撕裂，腸衣韌性較差，沒有彈性，切面周圍有淡灰色輪環。

色澤：新鮮腸類切面有油亮光澤，色澤鮮亮誘人，內部肌肉呈灰紅色或玫瑰紅色，脂肪呈白色或微紅色。

氣味：新鮮優質的腸類製品具有固有的香腸氣味，芳香濃郁。對有油脂酸敗味及其他異味的請謹慎購買。

切痕：在購買時請注意優質腸整刀切下，切面緊密平整無明顯裂痕，香腸組織中心及周邊無軟化現象。

★ 溫馨提示

消費者購買肉類食品時應注意選購帶包裝的肉類食品，最好選購近期生產的產品。此外，應選購彈性好的產品，這樣的產品通常肉多、味道好。不要選購顏色過於鮮豔的香腸，因為這類產品可能加入了色素。有些產品標籤上標出了蛋白質、澱粉的含量，選購時盡量選擇高蛋白、低澱粉的產品。

家禽類食品的選購方法

雞的選購方法

健康雞的雞冠鮮紅而挺直，皮膚白嫩無血線，雞肉緊縮而有彈性。

病雞冠色紫青而黏軟，雙眼緊閉，雞皮血線粗重，雞肉鬆弛。

灌水雞的腹和兩翅骨下，用手摸時，若不覺得肥壯，而是有滑動感，則多是用針筒注射了水。另外，灌水量較多的雞，多半不能站立，只能蹲著不動，由此也可參考鑑別。

防範禽流感的家禽選購方法

只從那些被證明具有很高食品衛生標準的商店購買家禽和蛋類，或者只從獲得國家機構認可的零售商或餐飲業者中購買。

盡量避免購買活家禽，因為禽流感可以透過密切接觸已經感染的活家禽進行傳播。

選擇沒有任何疾病和感染症狀的新鮮禽肉，這些症狀通常為顏色深暗、出血等等。

罐裝的家禽產品和雞粉可以安全食用，因為所有的加工產品都會經過有效的高溫殺菌過程。

當年雞與多年雞的鑑別

多年雞的嘴尖而硬，胸骨和毛管發硬，爪趾較長呈鉤形，皮色發紅，冠大且粗糙。

當年雞的嘴尖而軟，胸部豐滿，胸骨發軟而不突出，羽毛緊密，毛管軟，後爪趾平而小，雞冠小且顏色與耳垂不同。

「包裝雞」的鑑別

一看外包裝。首先要注意，正規廠商外包裝色澤鮮亮，印刷圖案清晰，手感較好，封口處較平整規範；其次，正規廠商外包裝說明中有廠商名稱、聯絡電話、保存方法和注意事項等等，另外還應有保存期限和製造日期；第三、外包裝正面應有屠宰衛生檢查合格標誌。

二看內包裝。「包裝雞」肉品正常時，膚色粉白或微黃、肉質鮮亮、飽滿，解凍後觸摸有彈性；病死雞膚色發紅或發黑，外皮皺縮，毛孔緊閉，解凍後觸摸無彈性或彈性不好。

光雞的檢驗方法

健康的光雞皮膚呈白色或微黃，表面乾燥，有光澤；病死的光雞由於放血不充分，皮膚充血嚴重，常常脫毛不淨。

好的光雞頸部應有宰殺刀口，刀口處應有血液浸潤；病死的光雞沒有宰殺刀口，如死後補刀，則刀口處無血液浸潤現象。

良好的光雞，眼球飽滿，有光澤，眼皮多為全開或半開；病死的光雞，眼球乾縮凹陷，無光澤，眼皮完全閉合。

健康的光雞肛門處清潔，並且無壞死或病灶；病死雞的肛門周圍不潔淨，且常常發綠。

健康的光雞的雞爪不彎曲，病死的光雞的雞爪呈團狀彎曲。

鑑別光雞最好、最有效的方法是查驗有無行政院農委會動植物防疫檢疫局出具的檢疫證明書或標有屠宰衛生檢查合格標誌。

灌水光雞的檢查方法

感官法：正常光雞的胸肌及兩股內側部位皮膚比較鬆弛，可用手指拉起；灌水雞的嗉囊部位眼觀特別豐滿，手指難以拉起，且灌水部

位的指壓痕不能復原。其次，也可用刀割開疑似灌水的部位，若發現皮下出現粉紅色膠凍樣物，亦可確定為灌水雞。

針刺法：用六號注射針頭，在疑似灌水的地方刺一兩下，同時壓迫附近皮膚，如在針空或針眼內有液體外溢，則證明該光雞已灌水，正常雞肉無此現象。

組織檢查法：光雞灌水量少的，用以上方法檢測較難辨別。用組織切片鏡下觀察法，則能發現灌水部位的肌纖維排列不整齊、斷裂，組織間隙明顯增大。

水煮法：取疑似灌水部位的皮下脂肪 3～5 克，置盛有適量水的燒杯內加熱至沸騰，脂肪溶解後冷卻至常溫，觀察水面上油滴狀態。正常雞的油滴大小均勻，灌水雞的油滴大小不等且較少。

活鴨、活鵝的選購方法

健康的活鴨、活鵝頭頸高昂，羽毛緊密，尾巴上翹，肢體有力，胸部豐滿，背部寬闊，翅下有肉。

病鴨與病鵝的鑑別可參照病雞的鑑別方法。

★ 溫馨提示

購買散裝的家禽類食品，莫圖便宜、忽視品質。在購買散裝食品時，除了要選擇標籤標注齊全、規範，保存期限、製造日期標注真實外，更應注意查看是否有改動跡象；對超市特價促銷商品，應仔細辨認食品是否變質或腐爛，不要造成不必要的損失；增強公共衛生意識，不要用手觸摸散裝食品，更不要隨意品嘗，以免造成散裝食品的二次汙染，危及他人健康。

蛋類食品的選購方法

鮮蛋的選購方法

蛋殼的感官鑑別：用眼睛觀察蛋的外觀形狀、色澤、清潔程度。良質鮮蛋，蛋殼清潔、完整、無光澤，殼上有一層白霜，色澤鮮明。次質鮮蛋，蛋殼有裂紋，蛋殼破損、蛋白外溢或殼外有輕度黴斑等。更次一些的鮮蛋，蛋殼發暗，殼表破碎且破口較大，蛋白大部分流出。劣質鮮蛋，蛋殼表面的粉霜脫落，殼色油亮，呈烏灰色或暗黑色，有油樣浸出，有較多或較大的黴斑。

手摸鑑別：即用手摸索蛋的表面是否粗糙，掂量蛋的輕重，把蛋放在手掌心上翻轉等。良質鮮蛋蛋殼粗糙，重量適當。次質鮮蛋，蛋殼有裂紋或破損，手摸有光滑感；更次一些的鮮蛋蛋殼破碎、蛋白流出。手掂重量輕，蛋拿在手掌上翻轉時總是一面向下（貼殼蛋）。劣質鮮蛋手摸有光滑感，掂量時過輕或過重。

耳聽鑑別：把蛋拿在手上，輕輕抖動使蛋與蛋相互碰擊，細聽其聲，或是手握搖動，聽其聲音。良質鮮蛋蛋與蛋相互碰擊聲音清脆，手握蛋搖動無聲。次質鮮蛋蛋與蛋碰擊發出啞聲（裂紋蛋），手搖動時內容物有流動感。劣質鮮蛋蛋與蛋相互碰擊發出嘎嘎聲（孵化蛋）、空空聲（水花蛋）。手握蛋搖動時內容物是晃蕩聲。

鼻嗅鑑別：即用嘴向蛋殼上輕輕哈一口熱氣，然後用鼻子嗅其氣味。良質鮮蛋有輕微的生石灰味，次質鮮蛋有輕微的生石灰味或輕度霉味，劣質鮮蛋有霉味、酸味、臭味等不良氣味。

鮮蛋打開鑑別：將鮮蛋打開，將其內容物置於玻璃平皿或瓷碟上，觀察蛋黃與蛋白的顏色、稠度、性狀，有無血液，胚胎是否發

育，有無異味等。

良質鮮蛋，蛋黃、蛋白色澤分明，無異常顏色，蛋黃呈圓形凸起而完整，並帶有韌性；蛋白濃厚、稀稠分明，繫帶粗白而有韌性，並緊貼蛋黃的兩端。

次質鮮蛋顏色正常，蛋黃部有圓形或網狀血紅色；蛋白顏色發綠，其他部分正常，或蛋黃顏色變淺，色澤分布不均勻，有較大的環狀或網狀血紅色；蛋殼內壁有黃中帶黑的黏痕或黴點；蛋白與蛋黃混雜。

劣質鮮蛋蛋內液態流體呈灰黃色、灰綠色或暗黃色，內雜有黑色黴斑，蛋黃擴大、扁平，蛋黃膜增厚發白，蛋黃中呈現大血環，環中或周圍可見少許血絲，蛋白變得稀薄，蛋殼內壁有蛋黃的黏連痕跡，蛋白與蛋黃相混雜（但無異味）；蛋內有小的蟲體。或蛋白和蛋黃全部變得稀薄渾濁；蛋膜和蛋液中都有黴斑或蛋內呈膠凍樣發霉；胚胎形成長大。

蛋的新鮮度的快速檢驗法

利用蛋內水分蒸發、氣室擴大、內容物重量減輕等變化，在一定濃度的鹽水溶液中觀察其沉浮情況來鑑別檢驗蛋的新鮮度。鮮蛋較重，陳蛋則較輕。

先將蛋放入每公升 100 克的食鹽液中，再將其移入其他三種密度的食鹽液中，觀察其沉浮情況。在每公升 100 克食鹽液中下沉的蛋為新鮮蛋，移入每公升 110 克食鹽液中仍下沉的蛋為最新鮮的蛋。在密度為每公升 100 克、每公升 110 克的食鹽液中懸浮，而在密度為每公升 80 克食鹽液中下沉的蛋為次鮮蛋。在每公升 70 克食鹽液中下沉的

蛋為次蛋，上浮的蛋為腐敗變質蛋。

皮蛋的選購方法

一觀：觀看蛋殼是否完整，殼色是否正常。一般將破損蛋、裂紋蛋、黑殼蛋及比較嚴重的黑色斑塊蛋列為劣質蛋，應當剔出。

二掂：拿一枚皮蛋放在手上，向上輕輕的拋丟二、三次，若重新放到手裡感覺有彈性並有沉甸甸的感覺，則可判斷為優質皮蛋，反之則為劣質蛋。

三搖：用手捏住皮蛋的兩端，放在耳邊上下、左右搖動幾次，聽其有無水響聲或撞擊聲。若有水響聲的，將其破殼檢驗，如蛋白、蛋黃呈液體狀態的即為劣質蛋。

四照：在燈光下透視時，若蛋內大部分呈黑色或褐色，小部分呈黃色或淺紅色者為優質蛋。若大部分或全部呈褐色透明體並有水泡陰影來回轉動，或一端呈深紅色，甚至其內部有雲狀黑色溶液晃動者，皆為劣質蛋。

鹹蛋的選購方法

外觀無發霉現象，蛋殼不破碎者為優良的鹹蛋。

成熟的鹹蛋，蛋白呈水樣，蛋黃緊實，搖晃時可感覺到蛋白在流動，有撞擊的聲音，而渾黃蛋與質次蛋無撞擊的聲音。

將蛋對著光線照射，蛋白透明、紅亮清晰，蛋黃縮小並靠近蛋殼者為優良鹹蛋；如發現蛋白混濁，蛋黃稀薄，則為劣質蛋。

蔬菜類食品的選購方法

白菜的選購方法

挑選白菜時不要將菜梗去淨，因為菜梗中的維他命 C、胡蘿蔔素、蛋白質和鈣的含量都比菜心高，而且菜梗有保護菜心的作用。

不要買爛白菜，一則爛白菜中營養素下降了許多，二則腐爛的白菜的亞硝酸鹽含量劇增，吃了容易引起頭暈、嘔吐等。

選購白菜時，注意菜身乾潔、菜心結實、菜葉軟糯、老梗少、根子少、形狀圓整、菜頭包緊的為上品。

金針花的選購方法

一看，正常的金針花顏色是金黃色或棕黃色的，而經過硫磺燻製後的金針花是嫩黃色，比正常的金針花顏色淡。正常的金針花的顏色是均勻的，而燻製過的金針花的顏色是不均勻的。

二聞，正常的金針花應該具有金針花自身的香味，沒有其他的氣味，而燻製過的金針花有刺激性的氣味。

三摸，用手抓一把金針花握緊，鬆手後，菜能自動散開恢復原狀的，說明菜身乾，品質好。如果手捏成把，鬆手後仍成團形，不能恢復原狀的，說明菜溼，含水分高，容易長黴菌。

苦瓜的選購方法

苦瓜俗稱涼瓜，瓜面有瘤狀突起，成熟時瓜肉金黃，種子呈鮮紅色，苦味減少而具甜味。

選購苦瓜時，以瓜皮有光澤、綠中帶黃的為佳，這種苦瓜不太嫩也不太老。

顏色較深綠的多半是鮮嫩的苦瓜，苦味較重，清火作用特強。熟透的苦瓜雖然苦味較少，但口感較差。

此外要挑選瓜身整齊、鮮嫩、無爛傷的。

茄子的選購方法

蔬菜市場上的茄子有紫紅色和淡紅色兩種。紫紅色的為條茄，淡紅色的則為杭茄。在春季淡紅色的先上市，隨後紫紅色茄子上市。

茄子的老嫩對於品質好差影響極大。判斷茄子老嫩有一個可靠方法，就是看茄子的「眼睛」大小。茄子的「眼睛」長在哪裡？在茄子的萼片與果實連接地方，有一白色略帶淡綠色的帶狀環，菜農管它叫茄子的「眼睛」。眼睛越大，表示茄子越嫩；眼睛越小，表示茄子越老。

誰都希望買到嫩茄子，所以要揀眼睛大的買。同時，嫩茄子手握有黏滯感，發硬的茄子是老茄子。外觀亮澤表示新鮮程度高，表皮皺縮說明已經不新鮮了。茄子的最佳消費期為 5、6 月。

馬鈴薯的選購方法

馬鈴薯是糧、菜兼用作物。蔬菜市場上的馬鈴薯包括兩個類型：富含澱粉的糧用品種和蛋白質含量較高、肉質細膩的菜用品種。假如做菜吃，就要盡量避免購買糧用品種。

要挑選黃肉、肉質緻密、水分少菜用馬鈴薯，這種馬鈴薯富含胡蘿蔔素，不僅營養價值高，口感也好。肉質鬆、水分多的馬鈴薯，燒好爛糟糟，不易成形，口感也差。

購買馬鈴薯時也不能光看肉，不看皮。表皮光潔，形狀圓整，皮色正（色不正的常為環腐病，切開時有環狀褐色斑），芽眼淺，加工方便。

要特別提醒大家的是，有兩種馬鈴薯絕對不要買。一是發芽的，二是皮變綠的。這兩種馬鈴薯在皮層和芽眼附近會形成有毒物質茄鹼，吃了以後就會中毒，這種有毒物質即使煮熟後也不會破壞，故發芽的、變綠的馬鈴薯只得丟掉，千萬不可食用。

還要注意的是，表皮正常的馬鈴薯，放在室內數日，也會因見散射光而表皮變綠，失去食用品質，所以必須避光保存。

小黃瓜的選購方法

蔬菜市場上的小黃瓜品種很多，但基本上是三大類型：一是無刺種，皮光無刺，色淡綠，口感脆，水分多，係從國外引進的小黃瓜品種。二是少刺種，果面光滑少刺（刺多為黑色），皮薄肉厚，水分多，味鮮，帶甜味。三是密刺種，果面瘤密刺多（刺多為白色），綠色，皮厚，口感脆，香味濃。

上面所說三類小黃瓜，生食時口感不同。簡單來說，無刺品種淡，少刺品種鮮，密刺品種香，各人可根據自己的要求選購，最好是選帶花的（花冠殘存於臍部）。同時，任何品種都要挑硬的，軟小黃瓜必定失鮮。但硬邦邦的也不一定都新鮮，因為把變軟的小黃瓜浸在水裡就會吸水變硬。只是瓜的臍部還有點軟，且瓜面無光澤，殘留的花冠多已不復存在。消費者購買時很易識別。

絲瓜的選購方法

選購絲瓜最要緊的是，要挑硬的買。剛剛採下的符合食用標準的絲瓜，一般含水量在 94% 左右，所以新鮮的絲瓜總是硬的，而新鮮程度差的絲瓜，就會由於失水而變得疲軟。

必須指出的是，絲瓜果實表層覆蓋著厚厚的角質層，不堪食用，

烹調前必須除去。鮮度高的絲瓜去皮很方便，只要將水果刀刀口垂直於瓜體輕輕刮動，便可將那層硬皮刮去，且不帶肉。如果你買了疲軟的絲瓜，去皮時麻煩可就大了。

當然買絲瓜還要掌握其他標準，如瓜條勻稱；瓜身白毛茸毛完整，表示瓜嫩而新鮮；不要買大肚瓜，肚大的籽多；鉤狀瓜削皮難。

蘿蔔的選購方法

從蔬菜商品學講，蘿蔔分為長蘿蔔、圓蘿蔔、迷你蘿蔔三大類型。不管哪種蘿蔔，以根形圓整、表皮光滑為佳。一般而言，皮光的往往肉細，所以皮光是第一條。

第二條是比重大，分量較重，掂在手裡沉甸甸的。這一條掌握好了，就可避免買到空心蘿蔔（糠心的蘿蔔，肉質呈菊花心狀）。

第三條，皮色正常。皮色出「油」（半透明的斑塊）的不僅代表不新鮮，甚至有可能是受了凍的（嚴重受凍的蘿蔔，解凍後皮肉分離，極易識別），這種蘿蔔基本上失去了食用價值。

第四條，買蘿蔔不能貪大，以中型偏小為上策。這種白蘿蔔肉質比較緊密、充實，燒出來呈粉質，軟糯，口感好。

菠菜的選購方法

蔬菜市場上的菠菜有兩個類型：一是小葉種，一是大葉種。不管什麼品種，都是葉柄短、根小色紅、葉色深綠為佳。但在冬季，葉色泛紅，表示經受霜凍，口感更為軟糯香甜。

菠菜消費的季節性很強，從 10 月至翌年 4 月，歷時半年均有上市，早秋菠菜有澀味（草酸含量高），晚春多抽薹。一般以冬至（12月下旬）到立春（2 月上旬）為最佳消費期。有時會看到菠菜葉子上有

黃斑，葉背有灰毛，表示感染了霜霉病，當然要挑無病的買。

小白菜的選購方法

小白菜是常見的大眾蔬菜。但由於小白菜性喜冷氣候，所以食用品質以秋末和冬季上市的為最佳，11、12、1、2 這四個月為小白菜的最佳消費期。對於消費者來說，小白菜好不好主要看兩條：

一要看菜株高矮，即葉子的長短，在生產上葉子長的叫做長萁，葉子短的叫做矮萁。這裡「萁」的長矮與品質關係密切。矮萁的品質好，口感軟糯；長萁的品質差，纖維多，口感不好。

二要看葉色深淺。葉色淡綠的叫做「白葉」，葉色深綠的叫做「黑葉」。總體規律是，以矮萁白葉為佳。另外，小白菜還有青梗、白梗之分。葉柄顏色淡綠的叫做青梗，葉柄顏色近似白色的叫做白梗。兩者的差別在於：白梗味清淡，青梗味濃郁。

薺菜的選購方法

蔬菜高層上有兩種薺菜。一種是尖葉種，即花葉薺菜，葉色淡，葉片小而薄，味濃，粳性；另一種是圓葉種，即板葉薺菜，葉色濃，葉片大而厚，味淡，糯性。11、12、1、2 月為最佳消費期。

市場選購以單棵生長的為好，軋棵的品質差。紅葉的不要嫌棄，紅葉的香味更濃，風味更好。

空心菜的選購方法

蔬菜市場上的空心菜有青梗和白梗兩個類型。

青梗上市較早，但口感老；白梗上市雖晚，但口感嫩。一般說來，粗梗的嫩，遊藤的老。

游藤是空心菜長期缺少氮肥的一種異常長相，即空心菜的莖不再

呈直立狀，而是明顯變細，呈蔓性。菜農稱之為爬藤。

爬藤是空心菜由營養生長轉向生殖生長的標誌，爬藤的出現表示空心菜就要開花結籽了。

6、7、8、9月為最佳消費期。

韭菜的選購方法

韭菜有4種，除了經常食用的葉韭以外，還有根韭（以肉質根供食用）、花韭（以採食花薹為主）以及花、根兼用韭。市場上大量上市的為葉韭，韭菜薹也有供應。

韭菜按葉片寬窄來分，有寬葉韭和窄葉韭。寬葉韭嫩相，香味清淡；窄葉韭賣相不如寬葉韭，但口感香郁。真正喜歡吃韭菜的人，當以窄葉韭為首選。

要注意，葉片寬大異常的韭菜要慎買，因為栽培時有可能使用了生長刺激劑（人工合成的植物激素）。

韭菜的葉由葉片和葉鞘組成，葉鞘抱合而成「假莖」。割韭時即在假莖近守面處開刀。剛割下時，「假莖」處切口平齊，表示新鮮；如已割下幾天，切口便不平了，而呈現倒寶塔狀。這是因為韭菜收割後仍然繼續生長，中央的嫩葉長得快，外層老葉生長慢，故形成倒寶塔狀的切口。

高麗菜的選購方法

高麗菜的葉球要堅硬緊實，鬆散的表示包心不緊，不要買（尖頂高麗菜吃的是時鮮，鬆點也無妨）。

高麗菜的葉球堅實，但頂部隆起，表示球內開始抽薹，中心柱過高，食用風味變差，也不要買。

　　高麗菜是對鈣敏感的蔬菜，缺鈣現象經常出現，症狀是葉緣枯死（菜農管它叫金鑲邊）。這是一種生理病害，不影響食用品質。食用時只要將枯死的葉緣部分剪除即可。

★　溫馨提示

> 專家建議，人們在選購蔬菜時最好在超市和賣場裡購買，要選擇包裝上印有 CAS 優良農產品標誌的蔬菜，這樣比較有保障。若在傳統市場上購買，一定要問明生長地點；要看色、形、味，不要誤食了有毒或有汙染的蔬菜；不認識的蔬菜最好不吃。

果品類食品的選購方法

桃子的選購方法

　　看果形大小，著色程度：以果形大，端正，色澤鮮豔者為佳。

　　看果肉、果核：以果肉白淨，粗纖維少，肉質柔軟並與果核黏連，皮薄易剝離者為佳；反之，果肉色澤灰暗，粗纖維多，果肉硬，果核易剝離者為次。

　　品嘗風味：以汁液豐富，味道甜酸適中，果香濃郁者為佳；反之，汁液稀少，甜味不足，酸味較大，香味無或淡薄者為次。

梨的挑選方法

　　選購梨應掌握兩個要點：

　　一是不同品種的梨以果皮薄細，有光澤，果肉脆嫩，汁多香甜，果核小者為上品。

　　二是同品種的梨以果形大小適中，果體勻稱，果皮光滑，無蟲

眼、無外傷的為最好。

柑、橘、橙的識別方法

柑、橘、橙是柑橘類水果中的三個不同品種。由於它們外形相似，易被人們混淆。

柑類：果實較大，近於球形，皮呈橙黃色或橙紅色，果皮粗厚，海綿層厚，質鬆，剝皮稍難。味甜酸適度，耐儲藏。

橘類：果實較小，常為扁圓形，皮色橙紅、朱紅或橙黃。果皮薄而寬鬆，海綿層薄，質韌，容易剝離，囊瓣 7 ～ 11 個。味甜或酸。

橙類：主要指甜橙。果實呈圓形或長圓形，表皮光滑，較薄，包裹緊密，不易剝離。肉酸甜適度，富有香氣。

什麼樣的柑橘好吃

在選擇時注意如下幾點，就可以吃到味道較好的柑橘了。

不宜挑選個頭過大，一般 8 顆橘子重約 500 克的比較好吃。

橘子的外表凸凹不平的欠佳，外表平滑光亮的較佳。

橘子外表色澤發黃的不好，黃中透紅比較好，色深比色淺的好。底色橘黃或橙紅，局部微帶綠色，如綠色超過 1/2，屬採摘過早，吃起來味道淡且酸澀。

蘋果的挑選方法

有些人在選購蘋果時喜歡挑又紅又大的，其實這樣的蘋果不一定是上品，也不一定合乎自己的口味。現僅將幾類蘋果所具有的感官特點介紹如下，供廣大消費者選購時作參考。

一類蘋果主要有「紅香蕉」（又叫「紅元帥」），「紅金星」、「紅冠」、「紅星」等品種。

表面色澤：色澤均勻而鮮豔，表面潔淨光亮，紅者豔如珊瑚、瑪瑙，青者黃裡透出微紅。

氣味與滋味：具有各自品種固有的清香味，肉質香甜鮮脆，味美可口。

外觀形態：個頭以中等大小且均勻一致為佳，無病蟲害，無外傷。

二類蘋果主要有「青香蕉」、「黃元帥」（又叫「金帥」）等品種。

表面色澤：「青香蕉」的色澤是青色透出微黃，「黃元帥」色澤為金黃色。

氣味與滋味：「青香蕉」表現為清香鮮甜，滋味以清心解渴的舒適感為主；「黃元帥」氣味醇香撲鼻，滋味酸甜適度，果肉細膩而多汁，香潤可口，給人以新鮮開胃的感覺。

外觀形態：個頭以中等大小，均勻一致為佳，無蟲害，無外傷，無鏽斑。

三類蘋果主要有「國光」、「紅玉」、「翠玉」、「雞冠」、「可口香」等品種。

表面色澤：這類蘋果色澤不一，但均光澤、潔淨。

氣味與滋味：具有本品種的香氣，「國光」滋味酸甜稍淡，吃起來清脆；而「紅玉」及「雞冠」，顏色相似，蘋果酸度較高。

外觀形態：個頭以中等大小，均勻一致為佳，無蟲害，無鏽斑，無外傷。

四類蘋果主要有「倭錦」、「新英」、「秋花皮」、「秋金香」等品種。

表面色澤：這類蘋果色澤鮮紅，有光澤，潔淨。

氣味與滋味：具有本品種的香氣，但這類蘋果纖維量高，質感較粗糙，甜度和酸度低，口味差。

外觀形態：一般果形較大。

板栗的挑選方法

栗子要求果實飽滿，顆粒均勻，果殼老成，色澤鮮豔，無蛀口，以肉質細、味道甜、口感略微軟糯的果實為上品，具體挑選方法如下：

看皮色：外殼鮮紅，帶褐、紫等色，顆粒光澤的，品質一般較好；若外殼變色，無光澤帶黑影的，則果實已為蟲蛀或受熱變質。

捏果實：凡有堅實之感的栗子，一般果肉較豐滿；若感到空軟，則果實已乾癟或果肉已變軟。

用水浸：將栗子浸入清水中，果實下沉者都較新鮮豐滿，反之則果實已乾癟或被蟲蛀過。

選購奇異果的小常識

選購奇異果的時候，應該分清楚野生的和人工的，這兩種的價格相差很大。野生奇異果尾部為圓形，人工奇異果尾部較扁。

選購柚子的竅門

中國廣西、湖北、四川等地產的沙田柚是柚子的優良品種，其下有一個淡紅色的線圈可與其他品種相區別。

除了沙田柚以外，在購買柚子時不要挑選細頸葫蘆形的。

大小體積相同時，宜選分量重的那個，這樣的柚子水分多、味道甜、不發苦。

輕輕按壓時若能察到柚子皮下的海綿瓤較薄，可觸及內層，說明品質上乘。

西瓜的選購方法

西瓜具有止渴、解暑、消煩、止咳血、降血壓、治便血、療喉瘴、解酒毒、利小便等功效，是夏季消暑解渴的佳品。下面介紹六種挑選西瓜的方法：

一掐，用指甲掐瓜皮，因熟瓜皮脆而多汁，故很易掐入，生瓜皮較硬，很難掐入。

二彈，用食指或中指彈打西瓜，如聲音混濁、沉重，發出「嘭嘭」響聲的一定不是熟瓜。如果發出「噹噹」的清脆響聲，是生瓜；發出「噗噗」響聲的則是過熟的西瓜。

三掂，成熟西瓜一定比未成熟的西瓜輕，但是不等於越輕的西瓜越好，如過分輕的可能是已熟過頭或瓜瓤已爛掉的西瓜。沉重感明顯的西瓜一定是生瓜。

四摸，用手撫摸西瓜，手感硬而光滑的是熟瓜，不光滑且輕而黏的是生瓜。

五看，瓜皮光滑鮮亮，墨綠色的紋形清晰，無白毛，瓜底呈橘黃色者是熟瓜；瓜皮色澤不鮮亮，紋路不清晰，瓜皮有細茸毛，瓜柄呈青綠色兼有細茸毛者是生瓜；瓜柄枯萎的則是死秧瓜。

六沉水，把西瓜放入水盆中，能浮上水面的是熟瓜，沉入水底者一定是生瓜。

挑選荔枝、龍眼的小竅門

觀其色：果殼黃褐，略帶青色，為成熟適度；若果殼大部分呈青色，則成熟度不夠。

用手捏：以 3 根手指捏果，若果殼堅硬，則為生果；如柔軟而有

彈性，是成熟的特徵；軟而無彈性，則代表過熟，並即將變質。

看果核：剝去果殼，若肉質瑩白，容易離核，果核烏黑，說明成熟適度；果肉不易剝離，果核帶紅色，表明果實偏生，口味較淡。

選購葡萄的竅門

葡萄產地不同，品種不同，風味、特點也不同。例如「玫瑰香」為黑紫色，「龍眼」為紫紅色，「巨峰」為黑紫色，「牛奶」為黃白色等。

觀色澤：以果梗青鮮，果面果粉完整，皮上無斑痕為好；果梗黴鏽，果粉殘缺，果皮暗淡無光，果面黏溼或有褐斑者，則說明不新鮮。

察果粒：以果粒飽滿，大小均勻，成熟度適中為好。

提果穗：輕輕提起果穗主梗，微微抖動，凡果粒牢固，落子少，說明果實比較新鮮；若果粒紛紛落下表明存放已久。

嘗風味：肉質脆嫩，果漿多而濃，甜味足，酸味少，帶有玫瑰香或草莓香味者為上品，甜少酸多則為下品。

一般來講，一穗葡萄，果粒緊密，生長時不透風，見光差，味較酸；反之果粒較鬆疏者，味較甜。

怎樣區別香蕉和芭蕉

香蕉和芭蕉同屬於芭蕉科芭蕉屬，其色、香、味、形均相近。要區別它們，需從外形、顏色和味道上著手。

從外形看，香蕉外形彎曲呈月牙狀，果柄短，果皮上有五六個稜。芭蕉的兩端較細，中間較粗，一面略平，另畫面略彎，呈「圓缺狀」，其果柄較長，果皮上有 3 個稜。

從顏色上看，香蕉未成熟時為青綠色，成熟後轉為黃色，並帶有

褐色斑點,稱「梅花點」。肉呈黃白色,橫斷面為扁圓形。

從味道上看,香蕉香味濃郁,味道甜美;芭蕉的味道雖甜,但也帶有一點酸味,其經濟價值低於香蕉。

鮮棗的挑選方法

看:成熟度和新鮮度較高的鮮棗,皮色紫紅,顆粒飽滿且有光澤;如皮色青綠又沒有光澤,則為生棗。如見皮色紅中帶鏽條、斑點,則可判定為存放時間較長的棗。表皮過溼或有大小不同的爛斑,一般可斷定為澆過水的棗,這種棗不宜久存。鮮棗的棗紅色不同,成熟鮮棗紅中有光,而捂紅的鮮棗缺乏光澤且發暗,並帶褐色。捂紅的棗不及成熟鮮棗甜脆。

嘗:選購鮮棗應注意品嘗,盡量挑選八分熟的棗品嘗,如口感鬆脆香甜,可判定為較好的品種;如果不甜且澀口的鮮棗可定為生棗。若口感發苦、堅韌而不脆,同時缺少水分或有綿軟感的鮮棗為質次棗。

★ 溫馨提示

水果是天然的健康食品,多吃有益身體健康,可增強抵抗力,促進排便順暢,是生活中不可或缺的食物,但是,當各色水果源源不斷地上市,一些「激素水果」也混雜其中,老百姓採買水果時難辨良莠。食用經過「催熟」和保鮮的水果對人體健康很不利,尤其是用來「催熟」水果的藥物很多都含有雌激素,吃後會使女童性早熟,男性性特徵不明顯。專家提醒,對形狀異常、外觀色澤美麗、味道平淡的水果盡量少買。

乳製品的選購方法

消毒新鮮牛乳品質優劣的識別

品質好的新鮮牛乳色澤呈乳白色或稍帶微黃色，具有消毒牛乳固有的純香味，無其他任何外來滋味和氣味。組織形態是呈均勻的流體，無沉澱，無凝結塊，無機械雜質，無黏稠和濃厚現象。

品質次的鮮乳色澤稍差或灰暗。牛乳的固有香味淡，稍有異味。組織形態呈均勻的流體，無凝結塊，略帶有顆粒狀沉澱，脂肪含量低、相對密度不正常。

不新鮮乳呈白色凝塊或呈黃綠色。有異味，如酸敗味、腥味等。其膠體溶液不均勻，上層呈水樣，下層呈蛋白沉澱，煮沸呈微細顆粒或小絮片狀。

假奶粉的鑑別

假奶粉是用白糖、菊花晶、麵糊及少量奶粉摻和而成，明顯的標記是有結晶，無光澤或呈白色和其他不自然的顏色，奶香味微弱或無奶香味，粉粒粗、不黏牙，甜度大，入口溶解較快，在冷開水中不需攪動就能很快化解，用熱開水沖時，溶解速度快，沒有天然乳汁特有的香味和滋味。用手捏住袋裝奶粉包裝來回磨搓，由於摻入白糖、葡萄糖，顆粒較粗，發出「沙、沙」聲。

變質的奶粉在沖調後往往色澤灰暗，有焦粉狀沉澱或大量蛋白質變性凝固顆粒及脂肪上浮，有酸臭味或油耗味，入口後對口腔黏膜有刺激感。食用這種變質乳會損害健康。

無論是在市場上選購還是家庭儲藏，只要乳製品出現上述的異常情況，都應停止食用，必要時還可將異常的乳製品送交相關檢驗機構

進一步鑑定。

合理選購優酪乳

在選購優酪乳時，應選擇規模較大、產品品質和服務品質較好的知名產品。

在選購優酪乳時，要仔細看產品包裝上的標籤標識，特別是要看配料表和產品成分表，以便於區分產品是純優酪乳，還是調味優酪乳，或是果料優酪乳，再根據產品成分表中脂肪含量的多寡，選擇自己需要的產品。

優酪乳應具有純乳酸發酵劑製成的優酪乳特有的氣味，無酒精發酵味、霉味和其他外來的不良的氣味。由於優酪乳產品保持期較短，一般為一週，且需在 2 ～ 6℃下保藏，因此選購優酪乳時應少量多次。

在選購優酪乳時，應認真區分優酪乳和乳酸飲料，乳酸飲料的蛋白質、脂肪的含量較低，一般都在 1.5% 以下，所以選購時要看清產品標籤上標的是優酪乳還是乳酸飲料。

★ 溫馨提示

購買牛奶時並不是含鈣量越高越好，「高鈣」只是一些廠商尋找的賣點，產品本身的含鈣量差別並不大。實際上，鈣含量十分豐富的牛奶，並無十分的必要再去添鈣。每 100cc 牛奶中的含鈣量約為 100 毫克，且由於是有機鈣，與蛋白質結合在一起易消化吸收，吸收率高達 70%。其次，人為添加的化學鈣，人體對其吸收率一般只有 30% ～ 40%，此外，化學鈣容易在人體當中造成沉積，形成腎結石。臨床發現，有個十幾歲的小孩得了腎結石，跟過分吸收化學鈣沉積在裡面有關係。

水產品的選購方法

快速鑑別汙染魚

受汙染嚴重的魚形體不整齊，頭大尾小，脊椎彎曲，甚至畸形，還有的皮膜發黃，尾部發青。

帶毒的魚眼睛渾濁，失去正常光澤，有的甚至向外鼓出。

鰓是魚的呼吸器官，大量毒物可能積蓄在這裡。有毒的魚鰓不光滑，較粗糙，呈暗紅色。

正常魚有魚腥味，被汙染的魚則氣味異常，根據毒物的不同而呈大蒜味、氨味、煤油味、火藥味等，含酚量高的魚鰓還可能被點燃。

新鮮魚的鑑別

一看。看魚的眼睛和鰓、體表魚鱗和肛門。新鮮魚眼睛飽滿、凸出，角膜光亮透明，魚鱗不易剝落，肛門發白、緊縮。變質魚則眼球

下陷、角膜渾濁，魚鱗易剝落，肛門外凸。

二托。手掌托住魚體上舉，魚體挺直保持水平，觸摸肌肉緊實，富有彈性，為新鮮魚；托起時魚的頭尾下垂，肌肉柔軟鬆弛，為變質魚。

三聞。直接嗅聞魚體表、鰓、肌肉或內臟，變質魚有腐敗臭味。

灌水鮮魚的鑑別

表現為肚子大。如果在腹部灌水，可將魚提起，就會發現魚肛門下方兩側凸出下垂，用小手指插入肛門，旋轉兩下，手指抽出，水就會立即流出。

選購鮑魚有講究

鮑魚一般分為乾鮑和鮮鮑。乾鮑價錢貴些，隻身大（一般有小碟那麼大）。乾鮑的價格是按口數計算的，1 斤裡面包含的鮑魚數目越少，價格就越貴。其中「四頭鮑」價錢最貴。而鮮鮑是有殼的，養在水族箱內，一般現點現做。因為乾鮑通常要浸過夜、浸到軟才可煮食，一般在餐廳嘗到的比較少。

鮑魚按出產地還分為日本鮑、南非鮑和中國的大連鮑，最貴的當屬日本禾麻鮑。

蝦及蝦仁的挑選方法

蝦：市售的鮮蝦以活者為佳。已死的生蝦應選擇那些體型完整，外殼透明光亮，體表呈青白色或青綠色，頭節與軀體緊連，肉體硬實而有韌性，鬚足無損，無異常氣味為好。而外殼暗淡無光澤或變紅，肉質鬆軟黏腐，有腥臭味或氨臭味，頭節與軀體易脫落，為不新鮮或變質的蝦，不宜選購。

蝦仁：在市場上銷售的蝦仁必須以凍結狀態來保證其新鮮程度。選購時應注意凍蝦仁的外包冰衣表面完整清潔，無溶解現象，好的蝦仁肉質清潔完整，呈淡青色或乳白色，且無異味；劣質蝦仁則肉體不整潔，組織鬆軟，色澤變紅並有酸臭氣味。

蝦米的選購方法

手抓：選購蝦米時，要用手緊握一把蝦米，若放鬆後，蝦米能自動散開，說明蝦米品質好。如果放鬆後蝦米互相黏連而不易散，說明蝦米已經變質。

細看：好的蝦米外殼清潔，呈黃色有光澤，形體完整，頸部和軀體也緊連，蝦眼齊全。品質次的蝦米外表汙穢、黯淡無光、形體也不完整，碎末多，顏色也會呈蒼白或暗紅色，並有霉味。

怎樣選購海蜇

海蜇有蜇皮和蜇頭。

優質蜇皮應呈白色或淡黃色，有光澤，呈自然圓形，片大平整，無紅衣、雜色、黑斑，肉質厚實均勻且有韌性。

優質蜇頭應呈白色、黃褐色或紅琥珀色等自然色澤，有光澤，隻形完整，無蜇鬚，肉質厚實有韌性，且口感鬆脆。

海參的鑑別方法

海參以體型大，肉質厚，體內無沙者為上品；體型小，肉質薄、硬，不開背，體內有沙者為次品。

海螃蟹的鑑別方法

鮮蟹蟹殼紋理清晰，質地堅實，提起蟹體時足不下垂，肉質充

實，蟹體較重。

變質蟹質地脆弱，提起蟹體時足下垂，甚至脫落，肉質空虛，從殼內往外流出液體並發出濃臭味。

★ 溫馨提示

> 選購水產品一定要重視新鮮程度，因為離水後環境變化大，很容易變質腐敗，不但鮮美味道沒了，還會有害，甚至中毒。

酒類的選購方法

中國名酒真偽的鑑別

中國名酒除所用的瓶子用料考究、製作精緻外，有許多名酒都採用獨特的瓶型。例如茅臺酒多年來一直使用乳白色圓柱形玻璃瓷瓶，瓶身潔白光滑，無雜質；五糧液有鼓形瓶和晶質瓶兩種，瓶底和瓶身有五糧液酒廠專用字樣；瀘州老窖特曲使用的是異形瓶，瓶底有瀘州老窖酒廠專利瓶字樣。其他名酒瓶形外觀也各有特點。凡不符合該名酒酒瓶特點者，一定是假貨。

中國名酒的瓶蓋大都使用金屬防盜蓋，並且瓶蓋的材質優良，製作精湛，形狀一致，一扭即斷。蓋上文字圖案清晰工整，封口嚴密，不鬆不漏。而假貨的瓶蓋一般是手工製作的，封口不嚴密，常有鬆動漏酒現象，且文字圖案不清晰，易脫落，蓋口不易扭斷。

中國名酒包裝精緻，紙質優良，多數使用進口紙；包裝製作和標貼印製規範精美，凹凸版印刷，圖案文字清晰鮮明，套色準確，裁邊整齊。假貨一般紙質較粗糙，圖案文字不夠清晰，色彩不夠協調，套

色不正，無凹凸印刷或印刷的凹凸感不明顯。

　　中國名酒已在包裝或瓶蓋上使用雷射全息防偽標誌、螢光防偽標誌、溫度防偽標誌或仿形防偽技術等。例如茅臺酒的防偽圖案有「飛天」和「五角星」兩種，均採用雷射全息防偽標誌，從不同角度看，會呈現不同的色彩，而且只能使用一次，開啟後就不能復原再用。注意用真品上的防偽標誌與待鑑定的產品對照比較，就可鑑別其真偽。

　　各種中國名酒都有各自的色、香、味和風格特點。但不論哪種名酒，都具有酒液清澈、香氣幽雅、入口甘醇淨爽、甜而不膩、苦不持久、辣不嗆喉，酸而不澀的優點。假貨不具備這些優點，而且多數香味刺鼻、入口嗆喉、有雜味等不正常口感，其共同手法都是以一般白酒充當名酒，故品嘗結果沒有所冒充名酒的獨特之處。

　　有些中國名酒工藝獨特。例如董酒，生產過程中加入某些中藥成分，品嘗時應有獨特的藥香味，如果品嘗時無這種藥香味，則說明不是董酒。

乾、半乾、甜、半甜葡萄酒的區分

　　乾葡萄酒含糖量小於每公升 4.0 克，品評時，感覺不出甜味。

　　半乾葡萄酒含糖量一般在每公升 4.1 ～ 12 克，品評時，微覺甜味。

　　半甜葡萄酒含糖量一般在每公升 12.1 ～ 50 克，品評時，具有甜爽感。

　　甜葡萄酒含糖量大於每公升 50.1 克，品評時，具有甘甜、醇厚感。

從外觀識別優劣白酒

看酒色是否清澈透亮。尤其是白酒，裝在瓶內，必須是無色透明。鑑別時，可將同一牌子的兩瓶酒猛地同時倒置，氣泡消失得慢的那瓶酒品質好，氣泡消失得慢，說明酒濃度高，存放時間長，喝時味道醇香。這是因為酒中乙醇與水反應成酯，酒存放時間越長，酒也就越香。

看是否有懸浮物或沉澱。把酒瓶顛倒過來，朝著光亮處觀察，可以清楚看出，如果瓶內有雜物、沉澱物，酒質就成問題。

看包裝封口是否整潔完好。現在，不少酒廠都用鋁皮螺旋形「防盜蓋」封口，這樣比較保險；再查看酒瓶上的商標標識，一般真酒的商標標識，印製比較精美，顏色也十分鮮明，並有一定的光澤，而假冒的卻非常粗糙。

查看是什麼酒廠生產的，什麼牌子的酒，這也是識別瓶裝酒的重要方面。

劣質酒的鑑別方法

取一滴酒置於手心中，然後使兩手心接觸摩擦稍許，酒生熱後發出的氣味清香，則為上等酒；若氣味發甜，則為中等；若氣味臭苦，必為劣酒無疑。

將酒瓶倒置，察看瓶中酒花的變化，若酒花密集上翻且立即消失，並不明顯的不均勻分布，酒液渾濁，即為劣質酒；若酒花分布均勻，上翻密度間隙明顯，且緩慢消失，酒液清澈，則為優質酒。

取食用油一滴，置於酒中，若發現油在酒中不規則擴散，下沉速度變化明顯，則為劣質酒；若發現油在酒中較規則擴散和均勻下沉，

則為優質酒。

★ 溫馨提示

消費者在選購白酒產品時，應首先選擇中大型企業生產的優質產品。這類白酒品質上乘，感官品質、理化指標俱佳，低度化的產品也能保持其固有的獨特風格。而小型企業生產的中低級別的普通白酒品質參差不齊，一些粗製濫造、以酒精加香精簡單兌製的低級酒卻被冠以「XX 大麯」、「XX 老窖」等品名出售，不合格品主要來自此類產品。

電子書購買

國家圖書館出版品預行編目資料

飲食騙局：瘦肉精、病死豬、灌水牛、地溝油，
好好吃飯怎麼這麼難？從採購到烹調全部一手
包辦，健康飲食不求人！/ 方儀薇著 . -- 第一版 .
-- 臺北市：崧燁文化事業有限公司 , 2021.09
　　面；　公分
POD 版
ISBN 978-986-516-815-5(平裝)
1. 健康飲食 2. 食療
411.3　　110013661

飲食騙局：瘦肉精、病死豬、灌水牛、地溝油，好好吃飯怎麼這麼難？從採購到烹調全部一手包辦，健康飲食不求人！

臉書

作　　　者：方儀薇

編　　　輯：柯馨婷

發 行 人：黃振庭

出 版 者：崧燁文化事業有限公司

發 行 者：崧燁文化事業有限公司

E - m a i l：sonbookservice@gmail.com

粉 絲 頁：https://www.facebook.com/sonbookss/

網　　　址：https://sonbook.net/

地　　　址：台北市中正區重慶南路一段六十一號八樓 815 室
Rm. 815, 8F., No.61, Sec. 1, Chongqing S. Rd., Zhongzheng Dist., Taipei City 100,
Taiwan (R.O.C)

電　　　話：(02)2370-3310　　　傳　　　真：(02) 2388-1990

印　　　刷：京峯彩色印刷有限公司（京峰數位）